**牙齿磨损修复与控制**
**临床实用流程及方法**
Practical Procedures in the Management
of Tooth Wear

PRACTICAL PROCEDURES IN
# THE MANAGEMENT OF TOOTH WEAR
# 牙齿磨损修复与控制
## 临床实用流程及方法

（英）苏比尔·班纳吉（Subir Banerji）
（英）沙米尔·梅塔（Shamir Mehta）
（荷）尼克·奥普达姆（Niek Opdam）　主编　　赵铱民　谭建国　主审
（荷）巴斯·卢曼斯（Bas Loomans）　　　　　　周　炜　主译

北方联合出版传媒（集团）股份有限公司
辽宁科学技术出版社
沈阳

**图文编辑**

杨　帆　刘　娜　张　浩　刘玉卿　肖　艳　刘　菲　康　鹤　王静雅　纪凤薇　杨　洋

版权所有·翻印必究

**图书在版编目（CIP）数据**

牙齿磨损修复与控制临床实用流程及方法 /（英）苏比尔·班纳吉（Subir Banerji）等主编；周炜主译.—沈阳：辽宁科学技术出版社，2023.3
ISBN 978-7-5591-2806-5

Ⅰ.①牙…　Ⅱ.①苏…②周…　Ⅲ.①口腔正畸学　Ⅳ.①R783.5

中国版本图书馆CIP数据核字（2022）第217095号

出版发行：辽宁科学技术出版社
　　　　　（地址：沈阳市和平区十一纬路25号　邮编：110003）
印　刷　者：凸版艺彩（东莞）印刷有限公司
经　销　者：各地新华书店
幅面尺寸：170mm×240mm
印　　张：14
插　　页：4
字　　数：280千字
出版时间：2023年3月第1版
印刷时间：2023年3月第1次印刷
策划编辑：陈　刚
责任编辑：苏　阳
封面设计：Wiley
版式设计：袁　舒
责任校对：李　霞

书　　号：ISBN 978-7-5591-2806-5
定　　价：198.00元

投稿热线：024-23280336
邮购热线：024-23280336
E-mail:cyclonechen@126.com
http://www.lnkj.com.cn

译者名单
Translators

**主译**

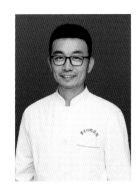

周炜

**空军军医大学口腔医院修复科副主任医师、讲师**

**空军军医大学口腔医学博士**

2011年获得全军优秀博士论文

中华口腔医学会口腔种植专业委员会青年委员

陕西省口腔医学会口腔修复专业委员会青年委员

主译出版《可摘局部义齿临床指南》《龈上微创修复》

**译者**

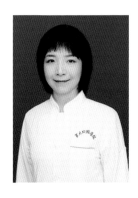

马赛

**空军军医大学口腔医院修复科主治医师、讲师**

**空军军医大学口腔医学博士**

日本大阪大学齿学部联合培养博士研究生

长期从事口腔修复临床教学科研工作

承担国家自然科学基金项目1项

发表SCI论文10余篇，核心期刊论文5篇

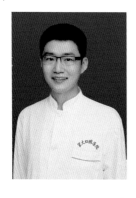

郭少雄

**空军军医大学口腔医院颞颌关节科主治医师、讲师**
**空军军医大学口腔医学博士**
从事咬合病、颞下颌关节紊乱病、磨牙症的临床治疗
从事牙体形态学、口腔解剖生理学以及殆学的教学
参与国家、军队级课题2项
发表SCI论文6篇，其中以第一作者身份发表论文3篇

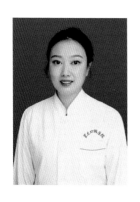

陈莉

**空军军医大学第三附属医院修复科主治医师、讲师**
**四川大学口腔医学硕士**
中华口腔医学会口腔修复学专业委员会委员
中华口腔医学会口腔美学专业委员会委员
参译《口腔固定修复图谱》
美国皓齿美白大师
2022年，荣获"第四届BEGO全球病例大赛"第二名

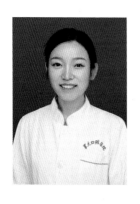

张燕婷

**空军军医大学口腔医院修复科主治医师、讲师**
**中国医科大学口腔医学硕士**
中华口腔医学会口腔修复学专业委员会委员
发表中英文论文10篇，其中以第一作者身份发表论文5篇
2022年，荣获"第四届BEGO全球病例大赛"第三名

# 序言
## Foreword

牙齿磨损（TW）在全世界范围内日趋严重，这很有可能与碳酸饮料消费量递增、磨牙症以及胃反流患病率增加等因素有关。在过去，牙齿磨损的治疗一直以来被认为是口腔修复专科医生的任务，在这之前，简单地给磨损牙齿戴牙冠的治疗方法对于已经受损的牙齿肯定是不合适的。随着口腔粘接材料的进步，为使用复合树脂材料的现代牙科技术带来了一种新型微创治疗的方法。这种技术通常涉及复合树脂覆盖磨损表面，增加咬合垂直距离（OVD），但前提是患者要了解其短期的缺点：如不能后牙咀嚼、由于修复后前牙形态的改变可能导致口齿不清，以及修复体偶尔的脱落或破损。

本书由在牙齿磨损领域拥有丰富经验的临床医生编写，全面地介绍了导致牙齿磨损的原因和程度、检查方法，以及微创的治疗手段。书中写道："对出现牙齿磨损的患者进行管理并不总是一件容易的事情。"并补充："随着越来越多有牙齿磨损症状的患者向全科医生求助，后者应该掌握必要的技能和知识以便在初级医疗机构中开始护理并提供适当的治疗。"因此，本书通过全面讨论一些牙齿磨损的病例，交代了牙齿磨损的相关背景，然后开始进入临床评估与诊断（包括值得注意的全身系统状况，主要是胃病）、详尽的患者检查、美学区评估检查以及用于记录患者情况的章节。在第5章，讨论Dahl概念之前，深入介绍了咬合相关问题，阐述了当局部矫治器或局部修复体置于咬合面上一段时间后，全牙弓重新建立接触时牙齿的相对轴向移动。这个理念是牙齿磨损治疗技术的核心，使用"加法重建"而不是进行大范围有创的"减法"治疗，这对于患者和医生都会更容易接受。

以《牙齿磨损修复与控制临床实用流程及方法》为书名非常恰当，全书用多个章节深入回顾了治疗方法，详细阐释了治疗中应用的材料和技术及其原因，并加以大量插图说明。并为参与牙齿磨损治疗的临床医生提供更多的技术帮助，包括前牙和后牙治疗的各种方法。当然，在无法保证获得成功治疗的前提下，仅仅描述"治疗方法"是没有意义的。本书让读者能够坚信贯穿全书的微创治疗主题的正确性。

书中作者的阐述和配图清楚详细，并引用了一系列文献为其观点提供支持。更令读者欣喜的是其中有多个有价值的补充视频，生动地展示了书中提及的关于牙齿磨损方面的临床技术。因此，这本关于牙齿磨损发病机制、诊断和治疗等多方面的图书备受喜爱，因为它可帮助到初级口腔医生，甚至是所有口腔医生，来揭开这种日益常见疾病治疗的神秘面纱。

*F.J. Trevor Burke* 教授
*BDS，MDS，DDS，MSc，MGDS，FDS RCS，*
*（Edin.），FDS RCS（Eng.），FFGDP（UK），FADM*
基础口腔护理学教授
口腔修复名誉顾问
临床科学研究所
英国伯明翰大学牙科学院

中文版序一
Foreword

　　作为一个修复医生，我的大半生都在与牙齿打交道。经历过牙齿的萌出，到牙齿的衰老，也目睹过各种形态的牙齿磨损，但看到一本专门讲述牙齿磨损的专著，却还是第一次。抑或是书名的新鲜感，抑或是因为有太多牙齿磨损的患者需要关注，抑或是在这类患者的诊疗中曾遇到的难题和挑战，凡此种种，都促使我认真地读起了这本书。磨损是在口腔中司空见惯的牙齿问题，它包括了生理性磨损和病理性磨损，都在不同程度地影响着人们的咀嚼功能，甚至引起牙体牙髓疾病，有损口腔健康，降低生活品质。这些牙齿磨损起因是什么？磨损的规律是什么？如何阻断磨损的进程？如何实现磨损后的修复重建，使患者的咀嚼功能达到最佳状态？这都是修复医生期待得到的回答。英文版作者们是一群有心人，他们在大量的临床问题中，关注了磨损这样一个既常见又重要，却易被人们忽视的问题，并将其进行深入的研究，在"小题目"上做了"大文章"。他们基于长期的悉心观察、大量的资料分析、丰富的临床病例，以及深入的科学研究，写出了这本牙齿磨损的专著。详细阐释了磨损的定义，全面叙述了磨损发生的致病因素，提出了临床诊断判别的标准和系统的预防策略、介绍多种治疗方法，以及各种诊疗的预后评价，为我们引出了一个完整的关于磨损的"故事"。其中不少观点和内容具有新意，书中所倡导的微创修复的理念，值得大力应用和推广。随着粘接技术、树脂材料、全瓷材料的不断发展，使得我们能通过嵌体、高嵌体、贴面、殆贴面等修复体形式，实现最少的磨切，最大限度地保留牙体组织，同时还可达到较高的美学要求，从而改变了全冠作为磨损治疗的传统观念。

　　本书带给我们新知识，深化了对牙齿磨损的认知，也将提升对磨损的诊疗水平，为我们提供了更多的方式来阻断磨损的进展，以应对磨损带来的问题，让患者无论是从功能还是美观上都能达到期望的效果。同时，也提出了值得我们进行深入探究的一些问题，如在咬合重建中，𬌗力的分配及调整的时机和具体的方法等。通过学习和探索，将会使我们在这个领域获得更多的新知识，也能掌握更强的诊疗本领。

本书的主译周炜是一位医术精湛又深受患者欢迎的青年修复医生。他是两个可爱男孩的父亲，担负着抚育孩子、支撑家庭的重任。他热爱体育，是一位马拉松运动员。学识丰厚、英语娴熟使他成为翻译工作的爱好者，继《可摘局部义齿临床指南》《龈上微创修复》之后，这是他的第三部译著。他和他的伙伴们，就像一群勤劳的蜜蜂，穿梭于知识的花丛之间，采花酿蜜，把获取的新知识，传递给更多需要新知识的同道们，帮大家拥有更新、更广的视野，也为此付出了艰辛的努力和大量的劳动。希望有更多的同道们关注本书，从中了解，并学到更多有关牙齿磨损的知识，让我们的患者由此受益。

赵铱民
中国工程院院士
空军军医大学口腔医院

# 中文版序二
## Foreword

　　牙齿磨损是口腔临床常见病和多发病，重度的牙齿磨损严重影响患者的口腔美观和功能。牙齿磨损是口腔临床的疑难病症，其病因复杂，磨损类型多样，修复重建涉及口腔多个专业，不仅需要美学重建，还需要功能重建。因此，亟须建立针对牙齿磨损的系统化诊疗体系和规范化临床流程，以帮助广大口腔医生做好牙齿磨损的修复重建。

　　本书详细全面地论述了牙齿磨损的流行病学现状、牙齿磨损的病因、临床评估和诊断，以及牙齿磨损的多学科治疗方案设计。系统阐述了临床不同类型的牙齿磨损的修复重建原则和临床关键技术。本书的开篇布局宏观与微观结合、理论与实践结合，既建立了牙齿磨损的全局性临床诊疗体系，又剖析了牙齿磨损临床治疗中的关键节点和技术细节。是一本广大口腔医生学习和掌握牙齿磨损修复重建的不可多得的专业著作。本书译者周炜医生长期致力于口腔修复学和口腔美学的医疗、教学和科研工作，专业理论功底坚实，临床实践经验丰富，是我国口腔医学界的青年翘楚。本书的翻译不仅做到了"信、达、雅"，同时还将自己多年来对牙齿磨损的专业感悟和临床经验融入其中，使译著在原著基础上有了新的升华。

　　与西方发达国家相比，虽然我们关于牙齿磨损的临床和科研工作起步较晚，但随着国家经济和文化的高速发展，患者对口腔美学和功能的求诊要求日益提高。我国罹患牙齿磨损的患者多，牙齿磨损的疑难病例多，大家团结一致、携手努力，一定会在牙齿磨损这个口腔临床常见病、疑难病的临床、教学和科研方面做出开创性的成果。

谭建国

北京大学口腔医学院 教授 主任医师

中华口腔医学会继续教育部主任

中华口腔医学会口腔美学专业委员会创会主任委员

## 中文版前言
### Preface

　　随着现代文明的发展，高强度的工作和快节奏的生活给人们带来了很大的精神压力，随之导致牙齿磨损（夜磨牙、紧咬牙等）的人群数量日益庞大，牙齿磨损与夜磨牙、紧咬牙、高糖和酸蚀食物的摄取（可乐、气泡水等）等均密切相关。在近年的临床工作中，牙齿磨损求诊的患者数量日益增多，且有年轻化的趋势。

　　牙齿磨损是一个复杂的多因素系统疾病，需要整体的修复设计与思考。如何系统地评估是否应该早期介入干预、何时介入修复、采用什么材料和方法进行修复、修复前和修复后需要做哪些准备工作，以及前牙部分磨损、后牙部分磨损、全牙列广泛性磨损的差别又是什么，以上都是困扰很多年轻医生的问题。偶然间出版社联系我评估本书，顿时我便产生了兴趣，结合自己多年的临床经验，觉得这是一本难得的系统且全面介绍如何解决牙齿磨损方法的图书，于是想尽力翻译，呈现给各位有需要的医生。

　　牙齿磨损的治疗是一个系统的工程，需要多方面的评估与考量。牙齿磨耗（attrition）是指牙体硬组织自然消耗的生理现象，其模式与患者开始的咬合状态以及咬合方式有关，正常速度为每年65μm；牙齿磨损（abrasion）是牙体硬组织与外物机械磨擦产生的牙体损耗，是病理性牙体硬组织的缺损，常伴有明显的症状。牙齿磨损从最初的患者治疗风险评估、后续的微创修复咬合重建，到修复后的随访维护，都需要有严密、系统的理念和方法，单纯某一项技术很难根治，需要构建系统的理论体系和技术规范。

　　牙齿磨损修复需要整合传统和现代的修复技术，不能单靠某项技术就可以直接解决。正如文中提到的，可以利用最新的数字化口腔扫描技术去监控牙齿磨损的进展，用数字化快速成型完成临时修复体的制作。但是部分患者修复前咬合空间增高的评估和适应仍需活动式殆板的佩戴，牙齿预备也需要微创修复理念的指导和显微镜下精细的操作，这样才能最大限度地发挥出新技术的优势。近年来，我们翻译了《可摘局部义齿临床指南》《龈上微创修复》两本书，对此更是深有体会。

　　缺乏思考的翻译是没有灵魂的，结合自己临床实践，希望能帮助到受牙齿磨损困扰的患者和医生，这就是本书翻译的出发点。感谢我的老师赵铱民教授、宋应亮教授带我走进口腔种植修复的大门，鼓励我独立思考、精进临床、帮助更多的患者和医生，特别是赵铱民教授，他在百忙之中还专门审校了本书，并为本书作序。同时，还要感谢北京大学口腔医学院修复科的谭建国教授，他也为本书作序，并承担了审校工作。感谢译者马赛医生、郭少雄医生、陈莉医生和张燕婷医生在本书翻译过程中所做的贡献。感谢辽宁科学技术出版社陈刚副总编辑、苏阳编辑认真负责的审阅和校对。感谢我的家人对于我的支持和理解。

　　尽管本书的翻译已经竭尽本人全力，但由于自身知识的局限，难免有不尽完善和疏漏的地方，恳请各位读者见谅，并及时给予指导。

周　炜

# 致谢
## Acknowledgement

本书的出版绝非仅是个人努力的成果。大约在6年前形成了初步的概念，自此之后慢慢成形。牙齿磨损是全世界同行公认的常见临床问题，我们想以一种通俗易懂的方式阐释当代牙齿磨损复杂且充满争议的治疗理念。

感谢我们的老师及与我们合作的研究者、学生，我们进行了多次讨论并为本书增添内容。

在我们花大量时间整理文字及视频的过程中，我们的家人始终以最大的耐心支持我们。同时，要感谢我们的患者，他们如此友好地同意展示被治疗的过程，使我们能充分说明书中提到的技术和流程。谢谢Krisanth Ragudhas博士编辑制作了书中附带的视频。出版商Wiley的工作人员一直对我们充满耐心并给予支持。我们真诚地希望，当我们的同行和学生在治疗或维护牙齿磨损时，本书能带给他们一些启示。

苏比尔·班纳吉（Subir Banerji）
沙米尔·梅塔（Shamir Mehta）
尼克·奥普达姆（Niek Opdam）
巴斯·卢曼斯（Bas Loomans）

## 相关配套网站
## About the Companion Website

本书的配套网站：

www.wiley.com/go/banerji/toothwear

在这里，您将找到旨在加强您学习的、有价值的材料，包括
阐述了临床技术和流程的2.5小时高质量的视频。

扫描这个二维码就可以访问配套网站。

# 目录
# Contents

扫一扫即可浏览

参考文献

第1章
牙齿磨损简介和流行病现状
## Introduction and the Prevalence of Tooth Wear

## 1.1　简介

在日常的口腔诊疗中，常规口腔检查中发现非龋齿表面缺损的患者越来越多，引起了人们的关注[1]。由于其发生率较高，对牙齿磨损（TW）进行风险评估已成为普遍的做法（至少在大部分国家），同时也已经成为口腔系统检查中必须进行的检查[2]。

人类牙齿每天面临的物理、机械和化学方面的损伤频繁且多样，牙齿硬组织的不可逆磨损是人类自然老化过程的结果。因此，牙齿磨损是一个"正常"的生理过程，与许多常规检查的其他口腔疾病（例如龋齿、牙周病或口腔黏膜问题）有所不同，这些都被定义为病理性改变。但是，由于自然衰老过程（通常称为生理性磨损）引起的牙齿磨损，与具有诊断意义的病理性牙齿磨损两者的临床表现差别不大，很难轻易鉴别区分。因此，与牙齿组织不可逆磨损有关的一些关键术语及定义就尤为重要，并且需进一步探索并诠释围绕这些术语的应用引起的一些问题。

牙齿磨损（TW）是一个通用术语，可用于描述除龋齿或牙齿外伤以外其他原因造成的牙齿硬组织表面损坏[3]。通常，牙齿磨损根据可疑/已知的病因可细分为亚型，例如磨损、磨耗和酸蚀。尽管这些病因有时可能单独发生，但在临床上，牙齿磨损患者通常具有多因素病因，很难识别单个病因。因此，Eccles在1982年提出了术语"牙齿表面缺损（TSL）"来涵盖所有病因，无论是否已确定了磨损的确切原因[4]。

鉴于上述情况，笔者更喜欢进一步细分，说明导致牙齿组织缺损是多因素的复合结果。因此，牙齿磨损的方式可以大致分为机械磨损和化学磨

*Practical Procedures in the Management of Tooth Wear*, First Edition. Subir Banerji, Shamir Mehta,
Niek Opdam and Bas Loomans.
© 2020 John Wiley & Sons Ltd. Published 2020 by John Wiley & Sons Ltd.
Companion website: www.wiley.com/go/banerji/toothwear.

损，并且这两种磨损都可以进一步细分为内源性因素和外源性因素，总共存在4种子形式，包括：

- 内源性机械磨损（由于咀嚼或磨牙症引起，也称为磨耗）
- 外源性机械磨损（由于除咀嚼和/或磨牙症以外的因素，也称为磨损，例如使用牙刷）
- 内源性化学磨损（由于胃酸引起，也称为酸蚀）
- 外源性化学磨损（由于酸性饮食引起，也称为酸蚀）

然而，上述某些术语（在国内和国际上）的应用很模糊，这使得相关医疗人员之间的有效沟通很困难，特别是在尝试对不同牙科研究项目进行比较的时候。

Smith等[5]曾建议使用术语——牙齿表面缺损（TSL），但这可能无法准确说明问题的实际程度和严重性，因为它只能表明缺损仅指牙齿表面（或表浅）脱落组织（相对于额外的表面损失），这在临床上很常见，但是未能考虑到牙齿组织广泛损失的原因。尽管可能没有足够的证据来强烈支持由于酸蚀导致了牙齿的磨损，但是为了促进牙医之间以及牙医与患者之间的交流，建议使用术语牙齿磨损[5]。因此，笔者不推荐"酸蚀性牙齿磨损"一词的使用（在许多科学出版物中经常得到证明），因为这表明酸蚀是其主要的病因。

## 1.2 生理性磨损和病理性磨损：重度牙齿磨损的概念

有人提出牙齿持续的磨损，除了与持续受到酸蚀、磨损和磨耗的影响因素有关外，还可能与患者的年龄有关[6]。

已经发表了许多有关牙齿磨损进展的文献。Lambrechts发现，由于生理性磨损造成的正常牙釉质垂直高度丧失，每年前磨牙磨损约为18μm和磨牙磨损约为38μm[7]。

Rodriguez等[8]最近的一项研究，报道了牙齿磨损的进展速度，特别针对切牙，通过曲面断层片研究来估计346名受试者中切牙的磨损速度，上颌中切牙的为10~70岁，平均冠的高度在11.94mm的基础上降低了1.01mm（约1000μm），并且对于下颌中切牙，在60年内（使用相同年龄时），平均冠高降低1.46mm（约1500μm）至9.58mm，代表中切牙的平均年磨损率为

$17 \sim 25\mu m^{[9]}$。

术语"生理性磨耗"（图1.1）通常用于描述观察到的牙齿磨损状态与其患者年龄预期的磨耗水平基本一致，也与患者的日常功能相适应[10]。

过去，"病理性磨损"（图1.2）一词指根据临床判断对于特定年龄过度磨损，它在传统上已被用作描述可能需要进行修复干预的磨损。但是，显然临床判断并未采取准确且一致的方法，因为这需要同时精确定义"正常水平的磨耗"（在不同的年龄组和人群中应该不完全相同），同时需要一种比较准确、连续的方法去测量实际的磨损水平。鉴于缺乏有关牙齿磨损发病机制的知识，目前有两种常见的理论：一种是一生中缓慢累积的发展（通常称为连续发作）；另一种是周期暴发性的出现（通常称为偶然发作）[6]，对于不同年龄患者的牙齿磨损水平，很难明确使用有意义的基准阈值来衡量[6]。

在2017年，为了提高定义的准确度，避免低估磨损的影响，"病理性磨损"一词在《欧洲共识声明》（严重磨损）中被定义为"随着患者年龄的增加，牙齿磨损引起疼痛或不适、咀嚼功能或牙齿美学等典型的症状，如果进一步发展，可能会导致日趋复杂的不良反应和并发症"[11]。但是，对于以上病因的表达依旧模棱两可。

在进行临床评估时，严重牙齿磨损的诊断可能需要更明确，定义为"牙齿磨损伴随牙齿结构的严重丧失、牙本质暴露和临床牙冠严重缺损（≥1/3）"[11]。严重牙齿磨损的程度是用于定义牙齿磨损最高等级的临床指标，可用于筛查存在牙齿磨损的程度和严重性，其方式类似于临床牙科中使用的其他指标和监测工具（图1.3）。

但是，基于临床观察牙齿磨损严重性的指数用在确定治疗需求方面可能是有限的。这可以通过一个年轻患者的例子来说明（图1.4），该患者因临床上可见的磨损程度而被诊断为上颌中切牙咬合面病理性牙齿磨损，同时，还出现美观和敏感的问题。如果临床上的牙冠缺失小于1/3，要建议采取积极的修复干预，但可能不会定义为严重牙齿磨损（根据定义）。相反，在89岁的患者中会出现严重牙齿磨损的迹象（图1.5），但是在这种情况下，没有明确的迹象表明需要提供任何形式的积极修复干预措施。

有关与牙齿磨损指数相关的内容将在第4章中进一步讨论。

## 1.3 牙齿磨损的流行病学

关于牙齿磨损（在成人牙齿中）的发病率，2009年的英国成人牙齿健康调查（ADHS）报告中有报道[12]：

- 在接受检查的6469名成年人中，有77%的人有前牙磨损现象（1989年为66%），磨损类型与正常老化程度相符，切端牙本质暴露
- 15%的人显示出中度磨损的现象（表现为广泛的牙本质暴露）和2%的有严重牙齿磨损（硬组织磨损水平一直延伸到继发性牙本质）现象
- 损害是累积性的，随着年龄的增加患病率增加，超过80%的50岁以上的老人表现出一定程度的牙齿磨损，年轻人牙齿中度磨损的比例越来越高，这一现象可能在临床上更为重要
- 男性中牙齿磨损更为普遍（男性为71%，女性为61%）
- 在1998年（11%）和2009年（15%），中度牙齿磨损的迹象增加了4%
- 尽管严重牙齿磨损仍然相对罕见，但自1998年进行调查以来，发病率有所增加

鉴于西方人口老龄化，其自然牙齿保存的时间越来越长。2009年，英国ADHS指出无牙颌患者的数量日趋减少（自1978年以来，此类患者的比例下降了22%），所以老年患者牙齿磨损很常见，在数十年持续的时间内，这样的牙齿将持续处于多种可能导致内在和外在磨损的因素下。

针对各种原因186项牙齿磨损流行病系统性回顾研究的部分结果显示，患有严重牙齿磨损的成年患者所占比例从20岁时的3%增加到70岁时的17%，且随着年龄的增加有继续增高的趋势[13]，一项在德国牙科患者中进行的大规模流行病学研究也报道了相似的结果，根据牙齿磨损的程度评分，范围为0~3分（分数越高表明牙齿磨损的水平越严重），平均磨损得分从20~29岁年龄段的0.6上升到70~79岁年龄段的1.4[14]。

居住在欧洲不同国家的患者，牙齿磨损的发病率似乎也存在差异，英国报道的发病率最高[15]，可能是由诸如胃灼热、胃酸反流、反复呕吐和酸性食物摄入，尤其是与新鲜水果和等渗/能量饮料的摄入相关（请参阅第3

章）。这项研究还发现约有30%的受试者表现出牙齿磨损的明显特征，牙齿磨损随着年龄的增长而适度上升，据报道其中3%的受试者磨损严重。

虽然在不同的研究中，用于鉴定和评分牙齿磨损的标准差异很大，但是对于研究酸蚀性牙齿磨损患病率的研究却引起了广泛的兴趣。因为在过去的30年中，儿童和年轻人似乎与酸蚀有关的牙齿磨损的发生率显著增加。

酸蚀最初是包含在1993年的英国儿童牙齿健康调查项目中[16]。在1996/1997年重新评估时，发现3.5～4.5岁的儿童中酸蚀的患病率（图1.6）呈上升趋势（尤其是与不经常饮用碳酸饮料的儿童相比，几乎每天都喝碳酸饮料孩子患病率较高）[17]。最初的儿童牙齿健康调查还发现，被评估的11岁儿童中的25%和14岁儿童中的32%有酸蚀影响上颌中切牙腭侧面的现象（更严重的已发展累及牙本质组织，在某些情况下还累及牙髓）。研究显示，5岁和6岁儿童中几乎有50%有被酸蚀的迹象，并影响恒牙列，近25%有牙本质或牙髓组织受损的迹象。

在2004年英国进行的另一项大范围研究中，对1753名12岁以下的儿童进行检查，并在此后的2年进行了随访。据报道，有59.7%的儿童在研究开始时有牙齿磨损的现象，其中2.7%有牙本质暴露。2年的随访，其发生率上升到8.9%[18]。

在荷兰，El Aidi等[19]对622名儿童进行的一项调查发现，在11岁的儿童中有1.8%存在明显的酸蚀性磨损，在15岁的儿童中该比例达到了23.8%。在远离酸蚀的儿童中，新萌出牙齿表面出现酸蚀性磨损的发生率随着年龄的增长而显著下降，罹患牙齿酸蚀症儿童的条件相对固定。因此，牙齿磨损问题在年轻人中日益严重，但仅限于特定的高风险人群[20]。

酸蚀性牙齿磨损是由酸性底物引起的，该酸性底物可能来自内源性或外源性。据报道，在20世纪50年代至20世纪90年代，英国的软饮料消费量增长了7倍，其中青少年和儿童占所有购买量的65%，人均摄入量为15L[21]。同样，据报道在过去的20年里，美国的软饮料消费量也增加了300%，其消费量从20世纪50年代的185g增加到90年代后期的570g[22]。表1.1列出了一些常用饮料的典型pH，以及一些酸性成分的详细信息。

表1.1　日常饮用饮料的典型pH

| 饮料 | 类型 | pH（SD） |
|------|------|---------|
| 百事可乐 | 常规 | 3.01（0.01） |
| 可口可乐 | 经典 | 2.37（0.03） |
| 可口可乐 | 无咖啡因，健怡 | 3.04（0.01） |
| 红牛 | 无糖 | 3.39（0.00） |
| 芬达 | 橙汁 | 2.82（0.02） |
| 美汁源 | 橙汁 | 3.82（0.01） |
| 美汁源 | 橘子汁 | 2.85（0.00） |

上述其他可能导致酸蚀性牙齿磨损高发生率的因素也包括反流症，反流可能是非主动的，与诸如食管裂孔疝等疾病有关，也可能是主动的，如患有进食障碍、神经性厌食症或神经性暴食症的患者[23]。牙齿酸蚀也可能是由环境影响引起的，例如工作场所暴露于酸性环境工人的牙齿。

对高危人群的了解可以帮助确定治疗目标，尤其是预防保健。但是，针对危险人群本身就具有挑战性，因为尚未有明确的定义。鉴于酸蚀性损害对青少年和年轻成年人恒牙列的影响，以及高额的治疗修复费用，因此重点应该是强调针对此类人群提供有效预防的方法，请参阅第7章。

## 1.4　与牙齿磨损相关问题的概述

牙齿磨损患者的治疗绝不是一件简单的事，经常需要由专科医生来解决，对于很严重的病例可能需要复杂的修复治疗。但是，鉴于越来越多有牙齿组织缺损症状的患者向全科医生求助，因此全科牙医必须获得必要的技能和知识，才能在初级医疗机构中有效地提供护理并进行适当的治疗。

与牙齿磨损治疗相关，可能会导致治疗困难的因素包括[24]：

• 公众普遍缺乏对牙齿磨损的了解
• 缺乏有关牙齿磨损发病机制的知识
• 很难获得准确的诊断，包括可用诊断方法的局限性以及围绕关键诊断术语的不精确
• 如何最好地提供有效的预防保健和实施监测的策略

- 不确定在哪个精确阶段实施主动的修复干预［与简单的被动管理和监控（策略）相反］
- 缺乏针对严重牙齿磨损预期修复效果的评估，以最终获得功能和美观稳定的牙列修复
- 缺乏有关目前修复材料及相关技术应用的知识

　　这些问题将在本书和随附的视频中讨论。

## 1.5　结论

　　清楚了解与牙齿磨损相关的术语、患病率和致病因素是制定有效治疗策略、管理这类患者的重要前提。随后的章节和随附视频将进一步阐述与该主题相关的各个方面内容。

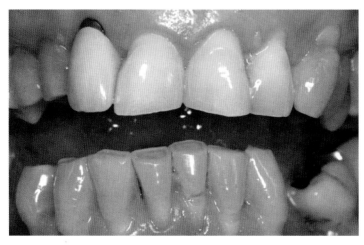

图1.1　76岁男性患者的生理性磨耗。

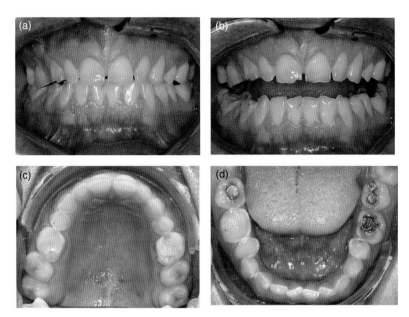

图1.2 （a~d）30多岁男性患者的病理性牙齿磨损。

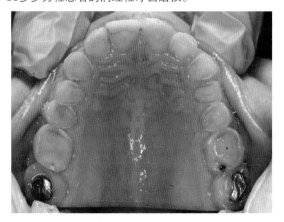

图1.3 严重牙齿磨损患者的上颌牙列。在前磨牙和上颌第一磨牙，牙体组织大量缺损，牙本质暴露，临床牙冠明显变短（≥1/3）。

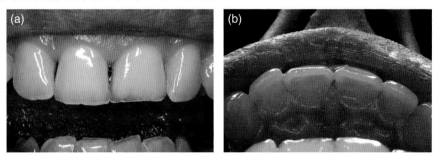

图1.4 （a，b）病理性牙齿磨损影响上颌中切牙的腭侧面。患者主诉中切牙不美观且牙齿敏感。

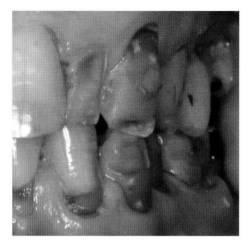

图1.5 89岁老年患者的上颌侧切牙和尖牙严重牙齿磨损。

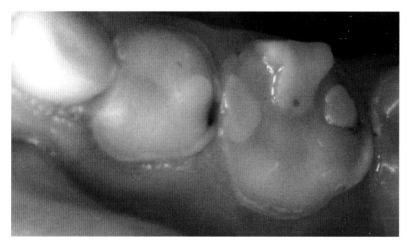

图1.6 乳牙列的酸蚀性磨损。

## 第2章
## 牙齿磨损的病因和临床表现
## The Aetiology and Presentation of Tooth Wear

## 2.1 简介

人们普遍认为，牙齿磨损（TW）是多种因素造成的。已经存在多种明确加剧牙齿磨损的辅助因素（例如唾液分泌和矿物不足）[1]，有多种主要致病机制（尽管本身不能描述磨损过程，也不能推断直接因果关系）[2]对发生多样化的临床结果进行了解释说明，其中接触和/或暴露于特定情况之下可能是产生牙齿磨损最常见的原因。

如第1章所述，牙齿磨损的原因可以分为机械磨损和化学磨损。两种形式都可以进一步细分为内在因素和外在因素。因此，有4种子形式：内源性机械磨损（由咀嚼或磨牙症引起，也称为磨耗），外源性机械磨损（由除咀嚼和/或磨牙症以外的因素，也称为磨损），内源性化学磨损（由胃酸引起，也称为酸蚀）和外源性化学磨损（由酸性饮食引起，也称为酸蚀）的结果。

当尝试管理牙齿磨损时，针对特定患者与牙齿磨损相关的各种疾病因素的鉴别是治疗计划成功的关键一环。了解致病因素将有助于制定适当的预防措施。这样做的目的是停止或显著减少各种病因的作用，患者不仅必须承担预防治疗的责任，而且要充分理解不这样做的后果[1]。

但是，牙齿磨损是多因素来源，构建一个准确的病因诊断有时是非常困难的[3]，鉴于牙齿磨损的特性（通常涉及多个因素，有时辅助因素以不同的强度和效果起作用），上述机制可能会导致不同的临床鉴别诊断特征[3]，然而，此类缺损的出现可能并不总是提供有关所有可能病因稳定的线索，但却可能揭示主要的病因。这里强调了需要进行认真的病史采集，通常涉及

*Practical Procedures in the Management of Tooth Wear*, First Edition. Subir Banerji, Shamir Mehta, Niek Opdam and Bas Loomans.
© 2020 John Wiley & Sons Ltd. Published 2020 by John Wiley & Sons Ltd.
Companion website: www.wiley.com/go/banerji/toothwear

使用诸如口腔健康影响概况（OHIP）量表[4]之类的问卷，这些问卷可用于评估重度牙齿磨损患者口腔健康相关的生活质量，如第3章所述。

OHIP量表是针对口腔健康相关生活质量最常用的测量手段。它是一个调查问卷，包含49个问题，分为7个领域：功能障碍、生理性疼痛、心理不适、身体疾病、心理问题、社交障碍和残障。在许多流行病学和跨文化研究中，均对OHIP英文原版的有效性和可靠性做出了评估[5-6]。

针对外观方面的具体问题，还开发了一个单独的问卷，即口腔面部美学量表（OES），旨在获得口腔美学的特征[7-8]。

## 2.2 内源性机械磨损

内源性机械磨损（也称为磨耗）可能被认为是由于牙齿接触引起的牙齿结构磨损。因此，通常观察到涉及咬合面和切端的咬合接触面，可能很少见其发生在轴面上（例如在异常的错𬌗畸形上可能会有磨损出现）[9]。

虽然磨耗是自然老化过程的一部分，但是由于牙齿接触而导致的磨损率可能会由于其他一些机械和化学因素而加速，其中包括[9]：
- 功能性紧咬牙和习惯性磨牙（夜磨牙）
- 粗糙或酸性饮食
- 内源性酸性物质（反流）
- 磨损碎屑
- 牙齿缺失患者的创伤性咬合
- 前牙开𬌗、跨𬌗或对刃𬌗的咬合关系

在日常的诊疗期间，通常患者出现症状时就有功能异常咬合习惯的倾向，并常伴有颞下颌关节紊乱（TMD）[1,10]，这种已经存在的功能异常咬合与习惯性牙齿磨损之间通常存在联系。但是，事实上在目前的文献中，似乎仅有有限的证据可以证明单一的夜磨牙活动（在没有酸蚀性因素的情况下）是牙齿磨损的主要原因[2]。事实上，Smith和Knight在1984年的一项研究结果发现，在89%的患者中，牙齿磨损的病因中牙齿酸蚀的机制起一定的作用[11]。

在初始阶段，可能由于磨耗形成了牙体缺损的外观，临床表现通常包括在牙尖或横嵴上有小的磨光面，或切牙切端略微变平。随着进一步发展，由磨耗引起的缺损通常表现出牙尖高度降低和咬合斜面变平的趋势，并伴有牙本质暴露[2,9]。

牙本质暴露的出现（鉴于其与牙釉质组织的理化差异）很可能导致磨损率快速增加。随着牙本质暴露水平的增加，患者常常抱怨牙齿对各种刺激非常敏感。然而，在牙齿磨损的速度可能相对缓慢且均匀发展的情况下，由于形成继发性牙本质，患者却很少有牙本质过敏的问题。后期，受到磨耗影响的牙齿，临床牙冠高度可能会显著降低[9,12]。

图2.1显示了严重磨损，其中磨损模式可能带有磨耗的因素（基于患者准确的病史采集）。

## 2.3 外源性机械磨损

外源性机械磨损是由于外源性接触因素引起，不涉及牙齿间的接触。这种磨耗通常被称为磨损，最常见的原因是口腔习惯，例如刷牙的习惯、咬指甲、咬钢笔和铅笔、乐器的吹口及口内打洞装饰等。

通常单颗牙或多颗牙牙颈部发生牙齿磨损的最常见原因可能与刷牙方式不当（通常与过度或剧烈的操作、刷牙的时间和频率、刷毛的设计有关）和/或使用磨牙剂有关。还有一些可能与已有习惯磨损的临床表现有关（在这种情况下，明确而准确的患者病史可能是确定病因的关键）。其中包括[13]：

- 习惯性吸食烟斗、坚果/种子咬开（例如西瓜子和南瓜子）或咬指甲会导致切端边缘不对称缺损（图2.2）
- 来自职业相关习惯的牙齿缺损。例如，木匠、美发师和裁缝，他们可能用牙齿来固定指甲、发夹和大头钉，这些图案可能是不规则的，通常与牙齿的面积、所用的口腔部位和习惯的频率有关
- 在音乐家中，用牙齿咬住各种乐器的吹口
- 咀嚼磨料，例如沙砾，或在工作场所（例如炼铁厂、矿山和采石场）暴露于灰尘的环境中
- 由于不当使用牙线或牙签，或医源性活动（包括不正确使用牙钻或磨料条或抛光介质）导致近端根部磨损
- 源自对颌瓷修复体的磨损[10]

• 有时可能由于用碳酸氢钠粉末刷牙而引起的唇侧磨损[9]

　　与刷牙有关的磨损有时是单侧的（因此在惯用右手的患者中更容易出现左侧病变）[14]，并且典型的特征是在唇颊侧釉牙骨质界区域圆形或V形的缺口（釉牙骨质交界处的区域，牙本质和牙骨质组织的耐磨性低于牙釉质）[9]。尖牙和前磨牙似乎最常见[9]。刷牙时暴露于酸或接触酸时的作用（1小时内）可能通过摩擦触发或加重牙齿磨损的进展[13]。

　　图2.3显示了一个经典的由于过度刷牙而造成牙齿磨损的例子。

## 2.4　非龋性颈部缺损

　　由于机械和化学磨损病因引起的牙齿磨损，会在咬合面、颊面和腭面上出现，这被普遍认为是一个漫长的过程，但位于颈部釉牙本质界的特定磨损就很难被解释。传统上已将牙齿颈部的磨损解释为过度不良的刷牙习惯所致，但在20世纪90年代出现了楔形缺损的解释性诊断，表明在牙齿颈部组织缺损中因咬合力导致的牙齿弯曲起了很大的作用。

　　楔形缺损定义为非正中咬合负载引起的硬组织缺损，导致了牙齿颈部支点区域受到了压应力和拉应力。拉应力削弱了颈部牙齿内部羟基磷灰石的强度，从而在釉牙本质界处形成了一种特殊边缘锐利的楔形缺损[15]。这一概念（有时也称为应力诱导颈部缺损或颈部应力缺损）的结论就是颈部缺损修复重复多次完成[14]。

　　如上所述，实际上围绕这一概念缺乏共识，在文献中仅将其描述成假设性的（由于缺乏支持该概念存在的大量证据），牙刷-牙膏的磨损或酸蚀被认为是此类牙齿磨损的可能原因[16]。有人认为，过度地刷牙并不能解释某些已有的或者已报道的现象，实际上其与已经发现的与非龋性牙齿颈部缺损（NCCLs）观察结果有关，或源自从实验室（体外）到该学科领域研究得出的实验数据结果，包括：

• 很少刷牙的患者中也存在此类病变[2]

• 某些病变的位置，有时在龈下区域，由于过度的家庭护理习惯而产生的磨损似乎是不合逻辑的，因为该位置牙刷很难接触到缺损区[14]

• 可能仅仅是一颗单独的牙齿受损（相邻的牙齿没有这种病变）[15]

• 据报道动物牙齿也存在非龋性牙颈部缺损（NCCLs），同时在广泛使用牙

刷之前的史前人类也有此类现象

- 来自光弹性研究和有限元分析的证据表明，牙颈部区域是应力集中最高的区域[16]

- 牙齿活动度与非龋性牙齿颈部缺损（NCCLs）之间存在负相关，与稳定的牙齿相比，松动的牙齿可能倾斜并且将应力分散到牙周组织和牙槽骨上，而稳定的牙齿则相反，当加载侧向力时，牙颈部区域将会屈曲变形，导致牙齿的颈部（支点）部分应力集中[16]

- 根据笔者的日常观察，一旦这些"磨蚀性"缺损得以修复并稳定，通常就不会在修复体自身再观察到 V 形缺损

显然，需要进一步研究这个有争议的主题。对于颈部的牙齿磨损现象，对于这些颈部缺损，统一使用术语NCCLs似乎已达成共识，与其他类型的牙齿磨损一样，引起NCCLs的磨损可能是多因素的，并且与内在和外在的机械因素以及化学因素有关。图2.4显示上颌中切牙唇侧面NCCLs的患者。

## 2.5 化学磨损

看起来，牙齿磨损受到酸蚀因素的影响［通常称为酸蚀性牙齿磨损（ETW）］比任何其他初期的机械因素都备受关注。确实，如上所述，有证据表明在所有出现临床症状的患者中，约有90%的牙齿磨损患者中酸蚀性机械因素是其主要的致病因素[11]。

酸蚀（有时也称为化学性腐蚀）被定义为"一种化学–机械的过程，导致牙齿非细菌引起的硬组织缺损"[17]。因此，ETW是一个多因素过程，其中酸是主要原因[17]。

有人提出，导致牙齿酸蚀的酸比引起牙齿龋坏涉及的酸强度更高，在相对较短的时间段内起作用的酸pH为1.2 ~ 5（15 ~ 60秒起效，与龋齿有关的酸是在15 ~ 20分钟的时间范围内起作用）[11]。因此，推测酸蚀性脱矿是一个比龋损形成过程中损害快得多的作用过程，常导致牙体组织表面下微小的变质[11]。但是，临床上常见长期暴露于酸中产生牙齿磨损的缺损[9]。

与牙齿腐蚀有关的酸性底物可能有以下2种来源：

- 固有（内源性）来源，即胃酸

- 外在（外源性）来源，例如饮食、饮酒习惯、环境或职业酸性环境

毫无疑问，临床上观察到的酸蚀情况不仅根据酸的来源不同而不同，而且还受到暴露的频率、持续时间、酸的pH以及患者缓冲能力的影响。因此，观察磨损模式有时有助于明确可能的病因。但是，还应注意在长期暴露于酸的情况下，口内ETW的范围很可能会波及所有的牙齿表面，所以如果没有系统了解患者的病史，就很难确定最初的病因[1]。

同时以下将评估对由特别原因引起可能的发病模式，一般而言，由于酸蚀引起的牙齿磨损病变起初倾向于表现为有光泽的外形（有时称为"丝状"），微型的釉质特征消失（例如釉面横纹）逐渐形成了表浅而光滑的表面[1]。的确，后者的外形（连同没有任何明显的斑块沉积）通常被视为活动性酸蚀的指标，相比之下，存在染色的表面则可能表明其处于静止状态（前提是酸蚀性因素没有足够的接触时间来去除食物中的颜色沉积）。在这个阶段，在牙龈边缘（通常称为牙龈袖口）周围可见完整的釉质组织边缘；它的存在可能是由于龈沟液中和了酸的作用。

随着酸蚀的进一步发展，缺损通常会导致牙齿轮廓的丧失，同时伴随着唇/颊凸形轮廓变平（最终导致凹形轮廓）。在这个阶段也可以观察到发育嵴的丧失。宏观上看，见到双侧牙齿凹形缺陷而牙齿表面没有白垩色斑或表面粗糙并不罕见[9]。

随着牙本质层的暴露愈加明显，咬合面开始出现"杯吸样"外形，并伴随着弹坑样缺损和四周的釉质嵴。然而，造成咬合面"杯吸样"外形不仅是由酸蚀因素引起，机械因素对于该临床现象的出现也是必不可少的。再次强调，牙齿磨损几乎总是源于多种因素。缺损区可能展现相当粗糙的外形，通过现有的临时修复体可以很好地恢复咬合面外形，后者的变化常常可以提供线索，以帮助区分磨损是源自酸蚀而非磨耗。在前牙的切缘上也可以看到类似的凹槽，形成的凹槽常在唇面（通常与外源性酸蚀相关）[1,9]。在此阶段，牙本质过敏时常是主诉问题，尤其存在活动性酸蚀的情况下，暴露于酸性环境中会导致玷污层被去除，牙本质小管打开。尤其是年轻人，即使小杯形缺损也能引起严重的疼痛，因为牙本质小管敞口很宽大。

随着ETW的进一步发展，可能表现为整个咬合面形态的丧失，这与空洞样咬合面的存在以及上前牙的腭侧面出现凹状外形有关[9,17]。

### 2.5.1　内源性化学磨损

如上所述，内源性酸来源于胃（pH为1~3），因此胃内容物反流将导致ETW。但是，根据欧洲保存牙科联合会在2015年的共识报告显示，频繁长期活动性的反流才会造成严重的牙齿组织缺损；相反，活动不频繁（例如由于偶尔的胃部不适引起的或怀孕期间的孕吐）不太可能引起真正的ETW[17]。

但是，有许多确定导致ETW的医学状况，包括以下方面[1,17]：

（1）胃食管反流病（GORD / GERD）：该疾病的特征是胃内容物不自主地进入食道，是由于食道括约肌松弛造成的。临床上有时会有"烧心"（烧伤胸骨后不适）的症状，但这并不时常出现，许多患者并没有症状，通常被称为无症状GORD。其他症状可能包括反流、吞咽困难、非心脏性胸痛、慢性咳嗽、喉咙肿胀和慢性嘶哑。

GORD可能与括约肌功能不全、胃压力升高或胃容量增加有关，并且在患有诸如脑瘫、支气管炎和裂孔疝的患者中常见。患有睡眠呼吸暂停和磨牙症的中年男性患者中也发现与GORD有关。GORD引起的牙齿磨损病变倾向于出现在上颌后牙的腭侧面上，因为反流液通常朝着喉咙和软腭顶的方向，以及向下颌磨牙和前磨牙的咬合面上的趋势。面颊和舌体起到了保护这些牙齿唇颊面的作用[1]。

（2）胃内容物反流到口腔中。反流与某些形式的胃肠道病有关，例如便秘、食管裂孔疝、十二指肠和消化性溃疡。

（3）反刍：这是一种自愿性习惯，尽管在西方社会中很少见，但与某些文化以及暴食症、婴儿以及偶尔患有学习障碍和心理疾病（例如抑郁症）的人有关。在反刍过程中，食道下括约肌松弛，因此允许重新咀嚼最近吞咽的食物并再次反流。酸蚀的模式已被描述得很详尽了，这种反刍引起的反酸可能会影响牙齿的咬合面[1]。

（4）与牙齿磨损相关的饮食疾病包括神经性厌食症（AN）和神经性贪食症（BN），两者均以持续避免食物、损害身体或心理功能为特征，与任何其他的医学问题无关；患者转向饮食来表达他们的心理和情感问题，也会有偶尔戒断进食和呕吐的AN患者。但是，AN患者通常会表现出与牙齿磨损相关性更高的其他风险因素，例如流涎和磨牙症。暴饮暴食与避免体重增加，并伴有自发性呕吐频繁发作行为的BN有关。据报道，在1%～3%的女性人口中存在BN（但不仅仅影响年轻的女性患者，男女之比约为1∶10），患者试图接受越瘦越美的"理想身材"概念[18]。

在呕吐过程中，上颌牙齿的腭侧面最有可能受到影响，因为在呕吐过程中舌头通常覆盖下颌牙齿。因此，饮食失调和GORD可能显示相同的临床症状，同时，由于吞咽动作中重力、脸颊和嘴唇运动的综合作用力将有助于将呕吐的残余物分布到口腔其他区域（包括下颌），所以随着时间的流逝，许多（如果不是大多数）其他牙齿也将参与其中[1]。

（5）慢性酒精中毒/酒精引起的胃炎：过量饮用含酒精饮料可能会由于外在磨损而导致ETW，某些常用的饮料（如红酒）的pH相对较低，大约为3.4[1]，再加上内源性化学磨损的潜力，在大量饮酒期间，与呕吐习惯相关的内源性化学磨损会加剧形成ETW的风险。图2.5显示了内源性化学腐蚀牙齿磨损的患者。

### 2.5.2　外源性化学磨损

外在因素可能在ETW的发病机制中也起了重要的作用。在第1章中，简要地阐述了碳酸（含酸）饮料引起腐蚀性磨损的原因，并提供了一些典型常用饮料的清单，包括其pH和酸性饮料酸的类型。可能与外在酸蚀相关的其他重要食品包括水果（特别是那些含有柠檬酸或苹果酸的水果）、泡菜（以及其他含有醋、乙酸的食物）、凉茶和辛辣食物。事实上，Ghai和Burke发表的一项研究表明，印度烹饪方法中的有些材料（例如番茄和红辣椒粉）具有潜在的酸蚀性，作为其研究工作的一部分，所有经过加工和测试的马萨拉的pH都低于4.5[19]。大量食用辛辣食物也可能激活GORD[20]。经常食用沙拉酱也是ETW的潜在病因，在后者的基础上，素食者也可能会与酸蚀性缺损的发生率高相关。

显然，在更多、更频繁地食用酸蚀性食物和饮料的患者中，发生ETW的风险将会增加。此外，饮食的方法和模式与ETW的范围有关。在短时间内吞咽较大食物的习惯可能比包括在吞咽之前先喝和/或保留和/或吞咽酸性饮料的习惯危害要小。因此，牙齿磨损的表现主要取决于吞咽和饮水/饮食的方法。

但是，饮用食物的方法也会明显影响牙齿最可能发生磨损的部位。

例如，直接从瓶中喝水的方式，或者在拉出吸管时允许酸性饮料溢出的行为，或者柑橘类酸性水果的吮吸都可能导致唇部/面部表面磨损，而酸性饮料在吞咽之前在口内含漱，更可能导致广泛的酸蚀性磨损，从而影响多个后牙牙齿的表面[1]。

某些药物、口腔卫生产品、娱乐性药物和膳食补充剂的使用，也与ETW的发生风险增加有关。这些化合物不仅可以包括酸蚀性物质，还包括通过降低唾液流速导致更多夜磨牙的药物，这些都可以增加引起ETW风险的直接因素。以下提供了此类物质的清单[11,17]：

- 酸性唾液刺激剂
- 低pH漱口水
- 含铁的片剂
- 特布他林粉末（用于治疗哮喘）
- 含有乙酰水杨酸的制剂（如阿司匹林）
- 咀嚼片形式的用于制备泡腾饮料维生素C（抗坏血酸）片剂

另外，还有许多与恶心或呕吐相关的不良副作用的药物，它们也可能间接引起ETW。这些药物的例子包括雌激素、四环素、左旋多巴、氨茶碱、洋地黄和双硫仑[9]。

在某些职业中，工人可能会无意中暴露于酸性液体或蒸汽中，这可能导致快速出现ETW。但是，应注意，这种ETW是较不常见的原因[17]。ETW风险较高的此类职业包括葡萄酒品尝师、加油站工人、涉及金属镀层的人员（由于使用了各种酸，例如铬酸、硝酸、氢氟酸和磷酸）、镀锌行业（盐酸和硫酸）和电池制造商（硫酸）。根据对工作环境的现代要求，如今ETW不太可能由工作环境引起。

对于游泳运动员来说，日常的游泳也会增加ETW的风险，在pH为2.7的水池中进行训练大约有40%会有ETW的症状[21]。可是，当今欧盟消毒遵循泳池的指南中，推荐进行水池消毒时，使用氯气和次氯酸钠的pH为7.2～8.0，这使得泳池也不太可能成为牙齿酸蚀的主要原因[22]。

但是，运动员与ETW之间可能存在间接关系，这可能与运动过程中发生的脱水以及频繁摄入酸性运动饮料有关，再加上诸如紧咬牙等辅助因素。应当记住，运动饮料和职业对某些患者而言可能是导致牙齿酸蚀发生或增多的辅助因素。但是，这种多因素的情况不太可能由一个或两个孤立的因素引起。

由外源性因素引起ETW牙齿缺损的临床表现，在上前牙唇面上发生的缺损通常倾向于呈现"挖勺样"凹陷，而由内在酸源引发的病变最常见在上颌牙齿的腭侧面上，导致整个腭侧面的凹陷样改变[1]。术语"牙冠硬组织破坏"已被用来描述慢性呕吐所致的典型病变，其位于上前牙的腭侧表面。具有酸蚀性磨损的地区存在活跃的龋齿病变时，可能暗示有（过度）食用含糖、低pH的饮料和食物。

图2.6展示了外源性化学磨损的病例。

## 2.6　辅助因素

有许多因素（通常称为辅助因素）尽管它们并不直接导致牙齿磨损的发病，但它们与上述主要致病因素结合可加剧疾病的进展速度。许多问题都与唾液流量和/或唾液质量有关。

唾液在对抗牙齿磨损，保护牙齿硬组织方面具有公认的良好作用，主要通过以下几个重要的功能来实现对于牙齿的保护[10]：

- 缓冲
- 稀释酸性物质[17]
- 酸清除
- 通过提供钙、磷酸盐和氟化物离子达到受酸蚀的牙釉质和牙本质，促进硬组织再矿化
- 润滑并形成获得性防护膜

因此，在口干症（口干感）或不同程度唾液分泌不足的患者中见到牙齿磨损的症状并不奇怪。多种因素可以降低唾液流速，包括高强度的运动、系统性疾病（如Sjogrens综合征）或服用某些处方药（例如抗抑郁药和降压药）[17]。

此外，在具有硬组织缺损（例如脱矿质或遗传性发育不良、釉质发育不全）的患者中，这些疾病会影响牙釉质以及其钙化程度，因此更容易发生牙齿磨损，此类牙齿更易被酸蚀[20]。

## 2.7　结论

并非总是能够明确牙齿磨损的具体原因，尤其是考虑到许多可能导致这种问题的潜在因素以及它们的相似性（在某些情况下，例如饮食偏酸性或不适当的刷牙习惯）。

但是，为了有效治疗患者的牙齿磨损，必须正确处理其根本原因。了解与牙齿磨损相关的主要机制（内源性和外源性的机械、化学因素）以及一些常见原因，清晰准确地采集患者病史，并聚焦于患者的临床症状，这些步骤都是在患者寻求有效治疗时，可以为这类患者提供一个成功治疗非常重要的前提条件。

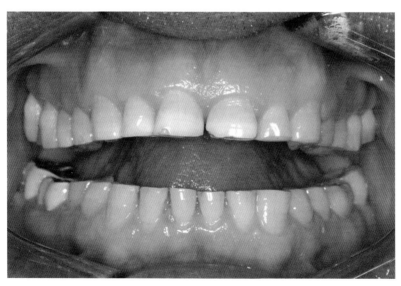

图2.1　由于磨耗的原因导致内源性机械磨损的患者。

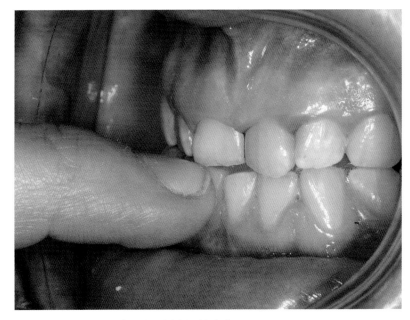

图2.2　由于咬指甲导致的外源性机械磨损的患者。

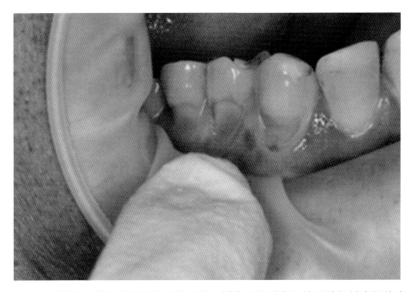

图2.3　由于过度不正确的刷牙方法导致下颌右侧尖牙和前磨牙外源性机械磨损的患者。

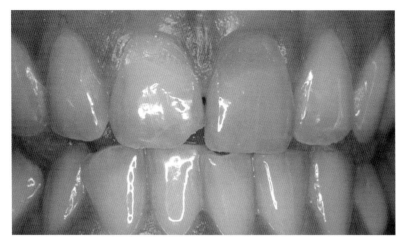

图2.4 上颌中切牙唇侧面非龋性牙齿颈部缺损的患者。

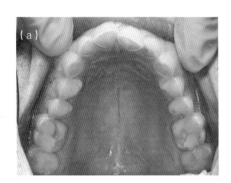 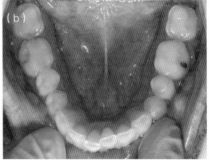

图2.5 （a，b）由于反流引起的内源性化学腐蚀牙齿磨损，图中显示患者的上下颌牙列的外形。

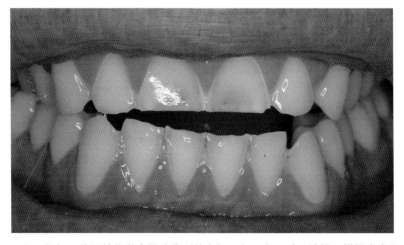

图2.6 上下颌切牙外源性化学磨损（典型的中切牙），由于过量地摄入柑橘类水果。

# 第3章
## 牙齿磨损患者的临床评估和诊断
## The Clinical Assessment and Diagnosis of the Wear Patient

## 3.1 简介

口腔治疗计划成功的基础在很大程度上取决于治疗医生获得患者准确的病史的能力，以及能否进行细致的临床检查（同时还要记录并保存完整的患者就诊记录）。通常，治疗计划应旨在满足患者的现实期望，获得具有功能和美学上的成功结果（跨越短期范围），并在可能的情况下，使用最少干预的技术[1]。

在前面的章节中，已经描述了与牙齿硬组织暴露相关的牙齿磨损（TW）典型的宏观和微观特征以及主要的致病机制。本章将重点介绍患者在牙科检查时应进行的临床评估和检查，其重点放在那些与整个牙齿磨损更相关的方面，以帮助建立诊断，并最终确定未来治疗、护理的合理计划。在生物学上较为稳妥的前提下[2]，此类计划应旨在考虑以下因素：

- 保存残留牙齿组织
- 切实增强现有的美学
- 恢复患者的信心（自我护理以及尽可能长久、最好地保存牙齿组织）
- 恢复功能
- 预防失败

作为检查方案的一部分，分析潜在可能引起牙齿损伤的高风险因素，包括生理、社会和/或医学特征也很重要，这些因素会导致发生非必要牙齿损伤的风险升高[3]，针对这些因素提供相应适当的护理方案，与患者一同努力确定所有可能的病因。下面提供了上述标记的一般方法，并简要介绍了

*Practical Procedures in the Management of Tooth Wear*, First Edition. Subir Banerji, Shamir Mehta, Niek Opdam and Bas Loomans.
© 2020 John Wiley & Sons Ltd. Published 2020 by John Wiley & Sons Ltd.
Companion website: www.wiley.com/go/banerji/toothwear

如何进行风险评估。

在进行患者评估时，许多临床医生会采用患者信息收集模板。其具有明显的优点，可使临床医生转而采用整体系统化方法收集数据时，有助于避免可能被证明具有诊断意义的关键信息遗漏。在进行患者分析时，建议临床医生采用信息收集模板，其具有明显的优点，可以帮助临床医生采用整体系统化的方法收集数据，这样有助于避免具有诊断意义的关键信息遗漏。下面是信息模板的部分内容，笔者已经将信息收集模板（基于常规义齿修复目标）各个部分内容分配到每个章节中，为那些需要特殊设计信息收集的读者提供了参考。

## 3.2　最初的评估：主诉和现病史

最初患者的评估最好在一个轻松的环境中进行，允许患者发表自己的意见。重点应放在积极倾听患者的顾虑和关注患者的态度上。

获得并记录患者的基本数据（姓名、性别、出生日期、地址以及联系方式和现病史），对完成治疗前的评估文件可能会很有帮助。

必须认真评估主诉的准确性和重要性，根据Loomans等[4]的说法，患者寻求帮助的原因（可能诊断为病理性TW）可能包括以下几个方面：

（1）敏感性和/或疼痛：牙本质过敏可能源自牙本质的暴露，牙体组织丧失的速度可能超过牙髓–牙本质复合体的修复能力，同时缺乏玷污层的保护。当硬组织过度丧失时，牙本质组织的逐渐损失可能导致患者出现牙痛、牙髓炎、坏死和/或根尖周病变[5]。实际上，Wazani报道了在英国一家牙科医院就诊患有牙齿磨损的样本中，出现未诊断的根尖周病变的发病率为12.7%[6]；其他研究小组也报告了类似的发病率[7]。牙齿磨损患者准确的根尖周病变发病率很可能与当前磨损方式的严重程度有关。

某些牙齿磨损患者还报告了由于逐渐磨尖的牙齿引起的软组织创伤或刺激，而其他一些牙齿磨损患者描述了可能与颞下颌关节紊乱（TMD）相关的症状，这些牙齿磨损与内源性的机械磨损有关，例如磨耗。但是，TMD和主要归因于磨耗的磨损之间的关系绝不是一致的。

（2）颅颌面美学受损：由于牙齿硬组织的丧失导致临床牙/牙冠冠折、变色或变短，或咬合垂直距离（OVD）降低。

（3）咀嚼和进食困难：严重牙齿磨损有时可能会导致咬合解剖结构完全丧失，这可能会影响咀嚼效率。

（4）牙齿硬组织和/或修复体"破碎"，威胁到牙齿的完整性。

（5）对牙齿状况和寿命的持续关注，可能在复查结束时或经过先前的护理治疗后就能发现已经存在的牙齿磨损。

在对英国利物浦大学牙科医院就诊的290例患者的临床病例研究的结果中[6]，确定了牙齿缺损患者最常见的主诉与以下方面有关：

- 美学（59%）
- 敏感（40%）
- 咬合功能问题（17%）
- 疼痛（14%）

注意到已有的主诉后，重要的是要获得相关症状/主诉性质、持续时间，以及完整的病史。

但是，基于零星的临床观察，牙齿磨损患者（包括严重牙齿组织脱落的病例）不表达任何诉求（至少在最初的口头测验，特别是表现出缓慢进展型的牙齿磨损病例中），这很常见。这种情况可能确实已成为患者"可接受"的现状之一。使用术前调查问卷的方式可能有助于了解口腔健康相关生活质量（OHRQoL）的水平和患者的颅颌面部外形。经验证的OHRQoL问卷是口腔健康影响概况（OHIP）量表，该问卷可能有益于深入了解可能存在的牙齿磨损，以及牙齿磨损是如何影响患者生活质量的[8]。OHIP是最常用的针对OHRQoL的口腔测量方法。它是一个调查问卷，包含49个项目，分为7个领域：功能障碍、生理性疼痛、心理不适、身体疾病、心理问题、社交障碍以及残疾[8]。

通过使用简化版OHIP（OHIP-14），Li和Bernabe[9]发现牙齿严重磨损的成年人，存在心理障碍和心理疾病的可能性较高（例如自我意识紧张、放松困难或尴尬感），可能是由于外观不良（尤其是在涉及美学区域时），或以牙本质过敏症等动机来寻求治疗。

## 3.3　现病史

必须获得当下准确的现病史，许多牙医习惯使用病历模板来协助完成此过程，讨论病史以及其对提供牙科治疗的相关性超出了本文的范围。但是，简而言之，了解患者的病史（和状态）可能是为了：

- 阻止他们继续必要的长时间或频繁的治疗
- 需要修改治疗方案
- 有时可能会禁止某些类型的治疗，例如对材料或产品过敏
- 潜在的医学状况本身可能被证明直接有助于临床诊断，也许以间接的方法，通过服用药物或补充剂可引起牙齿磨损的发病机制

继第2章讲述的内容之后，一些值得注意的现病史包括[10]：

- 胃部疾病，例如胃食管反流（GORD）、胃溃疡，括约肌功能不全、裂孔疝、反刍、反流、食管炎以及胃容量和压力增加。在第2章中，列出了一些与GORD等疾病相关的临床体征和症状。也许还应注意针对这种情况使用处方药的患者，例如质子泵抑制剂或H2拮抗剂，尤其是在那些可能无法提供准确而简明的病史的患者中。表3.1列出了此类常用的药物
- 由于心身、胃肠道和/或新陈代谢状况而引起的呕吐倾向，或者由于药物治疗或处方用于治疗另一种状况的药物可能引起恶心，或者怀孕期间的晨吐
- 饮食障碍，特别是与自我诱导呕吐相关的问题，例如神经性贪食症（BN），也被称为"牛饥饿"，因此从患者既往和目前的减肥习惯、自身形象，以及实际体重的了解着手可有助于做出的诊断[10]。表3.2列出了与BN相关的一些关键因素[11]。牙医可能是第1个怀疑患者具有这种心理问题的人
- 服用可能具有腐蚀性的药物/补充剂，例如盐酸用于胃酸缺乏症（缺乏胃酸），铁制剂和/或咀嚼型维生素C片可能以吸入气雾剂的形式使用哮喘药物，这些药物可能直接起作用（或间接导致食管括约肌的松弛）和/或可能无意中减少唾液产生的药物，例如利尿剂和抗抑郁药

表3.1 临床常用治疗难治性胃食管反流病（GORD）的药物

| 质子泵抑制剂 | H2拮抗剂 |
| --- | --- |
| 奥美拉唑 | 雷尼替丁 |
| 艾美拉唑 | 法莫替丁 |
| 泮托拉唑 | 西咪替丁 |
| 雷贝拉唑 | |

表3.2 与BN相关的一些关键因素

| |
|---|
| 主要是年轻的20多岁的女性患者（男女比例大约是1∶10） |
| 患者经常有贬低自我形象的情况 |
| 主要在西方社会常见 |
| 有暴饮、暴食、呕吐的倾向；呕吐伴随着代谢紊乱和电解质不平衡 |
| 体重正常（与神经性食欲缺乏有关） |
| 患者常很聪明，有强制习惯的倾向 |
| 有报道与毒品、酒精以及自残有关 |

资料来源：选自Moazzez和Bartlett[11]。

- 可能会减少唾液的疾病，例如Sjogrens综合征、Prader-Willi综合征和先天性风疹[3]
- 心理问题，例如焦虑[12]、注意力缺陷与多动障碍（ADHD）、注意力不集中和/或多动-冲动，这样会增加磨牙症的可能性[13]
- 慢性酒精中毒，也可能与反流有关，并且由于磨牙症的趋势可能会因磨耗而磨损[11]
- 涉及头颈部区域的放射治疗史

## 3.4 口腔治疗史和社会行为史

对于牙齿磨损患者，了解其牙科病史和社会行为史至关重要，因为它不仅可以提供有关可能的病因线索，而且有助于提供适当的护理方法。需要注意的方面包括[10]：

- 口腔卫生家庭护理习惯：刷牙的方法和频率（尤其要注意刷牙与进食、饮水或呕吐关系，这可能会加剧因先前酸蚀而软化的牙齿磨损，特别是在最初的1小时内），所用牙膏对牙本质的磨损性，所用牙刷的排列、密度和质地，使用任何漱口水以及局部氟化物的历史都与此有关[14]
- 饮食历史。要注意酸性食物和饮料摄入量以及实际摄入方法（含漱酸性饮料、在吞咽前留在口内和/或使用吸管）和素食饮食。一些患者还可能表现出将柑橘类水果紧贴牙齿的习惯。第2章讨论了辛辣食物在酸蚀性磨损

中的作用

进行饮食分析的过程为期3天（3天的饮食日记），记录所有食物和饮料的摄入量，可能具有很高的价值[10]。以规定的方式准确地记录数据，对于结果的分析至关重要。但是，当要求患者填写饮食日记时，也应该意识到可能会获得"迎合社会"答案的风险

- 据报道，酒精摄入（如上所述）以及任何吸烟和咖啡因摄入的习惯都会加剧磨牙症[12]
- 心理压力水平、睡眠呼吸暂停和打鼾的习惯，也可能加剧磨牙症倾向[12]
- 娱乐因素，例如剧烈运动（可能会导致脱水，尤其是运动后饮用腐蚀性的运动饮料）、品酒和服用某些药物等。这与唾液减少和过度咬合磨损有关，通常表现为咬合磨耗（与切牙磨耗相反）
- 与职业有关的因素，如第2章所述，可能包括在酸性环境中暴露和/或牙齿的刻意磨损，例如木匠、音乐家和美发师用牙齿分别咬指甲、咬乐器的吹口，以及咬发夹等

在此阶段，确定患者以前的牙科就诊经历，包括可能遇到的任何困难，确定他们的不安、忧虑和对牙科的焦虑程度，以及在早期评估他们的期望，这些都很重要。牙科恐惧症患者和缺乏维持高水平口腔卫生动力的患者可能更适合于相对简单、易维护、微创的治疗形式。期望值不切实际的患者或对治疗没有任何需求的患者可能需要进一步的咨询，尤其是在着手进行复杂、不可逆转的牙科治疗之前，以提高他们对修复治疗的决心[11]。

了解以上每个因素无疑将有助于制订适当的治疗计划，但是即使知道了所有这些因素，有时也可能无法找到导致牙齿磨损的主要病因。

图3.1是收集相关病史，评估关键特征的方法小结。为了收集病史，通常使用单独的模板。

## 3.5 患者的检查

### 3.5.1 口外检查

口外评估应包括以下方面的评估：

- 颞下颌关节（TMJ）和相关的肌肉组织

- 颈部淋巴结和唾液腺
- 面部（唇齿）特征，例如面部比例、对称性、面部外形、轮廓、宽度以及嘴唇的形态和动度

进行TMJ和肌肉检查的过程[15]应旨在评估和记录以下内容：

- 活动范围。下颌最大张开度应通过测量切牙之间的距离来确定：任何 < 35mm的距离都被认为是开口受限。还应确定横向运动时最大运动的程度；正常情况下约为12mm。建议注意下颌的开𬌗运动是否存在偏差
- 触诊前耳区域是否存在TMJ压痛，包括通过将食指放入外耳道并要求患者张闭口，以及尝试轻轻地引导下颌骨进入后退位置来进行判断
- 检测任何异常关节声音（最好借助听诊器）。要注意是否存在"咔嗒"声，如果存在，请确定它是否与疼痛症状相关，是单次还是多次"咔嗒"声，以及该"咔嗒"声是在开口/闭口周期内（早期或晚期）出现。这些变化可能有助于明确诊断。还应注意破碎音的存在
- 肌肉检查应包括双侧咀嚼肌的触诊。通过在口外放置的拇指和口内放置食指，利用手指之间的按压来对肌肉进行触诊，同时注意是否存在肥大、压痛或不适，特别是在肌肉承压区域。在这种情况下，颞前肌和颞后肌以及浅表和深部咬肌可能是相关性最大的。咬肌肥大与内源性机械磨损的方式有关。还应注意，最重要的咀嚼肌（咬肌和颞肌）可能不对称，这可能与（牙齿）不良习惯有关

唾液腺检查应包括腮腺和颌下腺的双侧触诊；健康时这些腺体不可触及。据描述，腮腺的（不柔软）增大可发生于酒精中毒、糖尿病、Sjogrens综合征、饮食失调（例如BN）和HIV感染以及各种恶性/非恶性肿瘤患者中。

唾液分泌不足是磨损发病机制的辅助因素，在第2章中已做出了论述。唾液分泌不足的患者可能会抱怨以下方面的问题[16]：

- 吞咽，尤其是干性食物的吞咽
- 义齿的控制
- 发声，因为舌头倾向于贴在上腭顶

患者还可能抱怨不愉快的味道或味觉丧失或口臭。

口外检查应评估的面部特征包括[17]：

- 面部垂直向比例

- 面部对称
- 面部轮廓
- 面部外形和宽度

从正面观察时，人脸可以分为3个区域：上1/3，包括发际线和眉上缘线（眉线）之间的区域；中1/3，从眉上缘线到鼻间线的区域（鼻根）；下1/3，包括鼻间线和颏部的区域[17]。

确定面部整体外观时，面下1/3似乎是最重要的区域，也是牙医最能控制的区域。当牙齿磨损严重时，它可能受到不利的影响[17]。OVD术语是指当上下颌牙齿咬合时，两个选定的牙齿解剖点之间的垂直距离。因此，牙齿组织的丧失最终可能导致OVD的降低，可能会影响面下1/3区域，有些患者会出现过度闭合的苍老面容，还可能影响患者的口腔功能、舒适和美观[18]。

很难确定OVD的确切损失量，因为不仅有牙齿组织的缺损，同时还出现了牙槽骨的代偿性生长。假设仅有1个方面的影响是相对容易解决的，但是代偿性骨增长的确切数量就几乎无法确定了。最佳的方法是将面部下1/3的距离与面部中上1/3的距离进行比较。

因此，在此阶段确定OVD损失的幅度是合适的。在某些患者中，OVD的损失可能会导致息止颌间隙（FWS）的增加，但是在大多数患者中，由于代偿性增长而无法看到。

FWS可以通过使用一组卡尺或威利斯垂直距离测量尺来测量记录。一般建议生理学FWS的距离应该为2～4mm。但应注意的是，后一种方法并不十分准确[18]。可用于评估FWS的其他技术包括使用语音评估（尤其是平稳的声音）、面部软组织轮廓分析、下颌轨迹记录和肌电刺激技术[19]。但是，所有这些技术的价值都十分有限。图3.2总结了在口外检查的这一部分中可能会被评估和记录的内容。

图3.3说明了有无代偿性骨生长严重的牙齿磨损状况。

考虑到面部对称性时，面部中线（将鼻根点连接到人中的假想线）和瞳孔间线分别是最常用的垂直和水平参考平面。当垂直和水平参考平面相互垂直且牙齿中线与面部中线一致时就会达到美学上的和谐[17]。

瞳孔间的连线为医生提供了一个关键的参考轴，以分别确定切牙平面、牙龈和咬合面的最终位置，这可能为前牙磨损患者准备修复时提供相应的参考。但是，当瞳孔连线可能会存在倾斜时，要格外的小心。在这种情况下，最好将地平线作为水平参考平面。

患者采用自然头位时最能评估患者的侧貌轮廓。在近期文献中已经描述了3种面形轮廓的形式：

- 正常轮廓（直面型）
- 凸形轮廓（凸面型）
- 凹形轮廓（凹面型）

E线（从鼻尖到颏部的连线）也经常用于确定面部轮廓。当上唇和下唇分别位于E线之后4mm和2mm时，认为直面型存在正常轮廓，但是必须适应种族和性别差异。

文献中描述了4种常规的基本面部外形：

- 卵圆形
- 正方形
- 尖圆形
- 方锥形（Leon Williams分类）

由于纯粹基于主观判断，在过去这种分类系统被用于活动义齿人工牙的选择。最近，针对特定的面部外形细分了4种分类[20]：

- 迟钝型（饱满的特点与怯懦的性格）
- 乐观型（突出、厚，与固执和自发性相关的特征明显）
- 紧张型（大额头，有焦虑倾向的微小特征）
- 兴奋型（矩形和肌肉特征加上主导角色）

当计划修复磨损的前牙时，将此类概念应用于磨损的牙列可有助于设计最终的牙齿形态，在某些情况下，对于原始牙齿的形状可能几乎没有任何线索（例如没有存档的照片）。

应该分析嘴唇的形态和动度，注意嘴唇的宽度、丰满度（细、中或厚）和对称性。

嘴唇动度描述了患者微笑时嘴唇的运动量。前牙暴露量应在嘴唇处于休息位和动态位时确定。传统的全口义齿修复时，嘴唇的静止位置通常用于确定上颌前牙切缘的最终位置。Vig和Brundo[21]根据年龄确定了静止牙齿显示的平均范围：

- 30岁：3.0～3.5mm
- 50岁：1.0～1.5mm

• 70岁：0 ~ 0.5mm

这些值可以成为有用的参考，特别是在考虑使用固定的修复方法延长切缘时，如处理磨损的前牙时可能就是这种情况。语音测试（例如"F"和"V"的发音）也可以用来帮助验证上颌前牙切缘与下唇之间的空间关系的正确性，这将在第8章中进一步讨论。

可视化：临床建议不仅是拍摄一组照片（口腔内和口腔外），而且还应为患者制作简短的视频。结合口外照片，可以很好地记录患者休息、说话和微笑时的外形，并确定恢复美丽外形时所需的切牙长度。

### 3.5.2　口内检查

对于牙齿磨损患者，口内检查应包括以下内容和记录：

• 软组织评估
• 牙齿硬组织的评估
• 牙周组织评估
• 咬合评估
• 美学区的评估
• 无牙区的评估

图3.4总结了在预约检查期间，将要记录的口内特征，但不包括与咬合、美学和缺牙间隙有关的细节

#### 3.5.2.1　软组织评估

可能与牙齿缺损患者的诊断和治疗，以及其他软组织病变（包括颊黏膜角化症、舌头出现鳞屑和面颊咬伤迹象等）有关。这些可能暗示存在副功能运动性紧咬牙和牙齿磨损的习惯，以及流涎的迹象。后者的存在大致可以通过口镜头与黏膜表面的黏附来证明。在口干的患者中，口红或食物残渣黏附在牙齿或软组织上，沿着口腔软组织的接触线形成泡沫状唾液的细线和/或在口底缺乏唾液储留；舌头也可能看起来干燥，有时呈小叶状和红斑状表现，有乳头部分或完全丧失的迹象[16]；腮腺管可能无法分泌唾液。

口干症指数（查拉科姆指数）[22]的使用可能有助于临床识别口干，量化口干症的严重程度，并为适当的治疗方案提供相应的指导。

### 3.5.2.2　牙齿硬组织的评估

应该对牙齿硬组织进行准确的检查，通过图表记录牙齿是否缺失、有没有龋齿、完整的牙体组织及不良修复体、牙折、隐裂、机械和化学起源（内在和外在）的磨损，以及所有的牙齿畸形。还应记录所有龋齿的范围和位置，以及所有修复体的类型和修复范围。应当对修复体在临床上的适用性进行深入的评估，还应注意并适当记录任何继发龋、邻面接触丧失，其他食物嵌塞以及存在于剩余的牙齿组织或功能性表面上小的𬌗面磨损，这些均应该记录并归档。除了这些详细的信息，我们还需要评估患者的危险因素，例如存在严重的磨牙症等。

使用三合一气枪中的空气干燥硬组织并配合适当的照明和放大镜，加上锋利的探针，对于诊断非常有帮助。确保牙齿没有污渍和牙菌斑也是很重要的，与产生磨损机制相关的宏观特征在第2章中进行了详细的描述。深入的了解这些特征是很有意义的。

确定牙齿磨损的存在后，还应确定磨损的方式、范围和严重程度，并注意剩余牙齿组织的质量和数量（包括因矿化不足和/或可能存在的任何缺陷而存在的硬组织钙化不足）。有关更多详细信息，包括此过程中常用的指标，请参阅第5章。

### 3.5.2.3　牙周组织评估

牙齿磨损患者的牙周检查应准确记录[23]：

- 口腔卫生水平（通常表示为良好、中度或较差）
- 牙龈有任何颜色和形态异常
- 探诊时出血
- 分泌物或任何口臭
- 患者的家庭护理

探诊以确定临床牙周附着丧失的程度并探测任何有出血的部位，这是用于评估牙龈和牙周病理状况的常规方法。除了明确是否存在牙周袋外，还应确定是否存在牙齿的动度以及是否存在牙龈萎缩和根分叉外露。

在英国，所有牙周检查常规都是从基础的牙周检查（BPE）开始。从BPE中获得的结果再评估是否需要进一步的牙周治疗。

在口腔健康状况不稳定的情况下，应避免进行口腔修复治疗。对于计划进行修复治疗的牙齿磨损患者，还建议注意记录基本的临床附着水平（牙周袋和牙龈退缩水平）、牙菌斑指数和出血指数[24]。在牙龈和牙周不稳定的状态下，手术实施起来不仅可能具有更大的挑战性，而且在进行此类手术时，对上皮组织的医源性损害可能会加剧牙周问题。此外，长期牙周稳态的破坏可能会因局部情况的改变而加重，会导致牙菌斑潴留堆积，很难养成良好的口腔卫生习惯，例如由于牙齿临时修复体或增加患牙的机械负荷而导致的牙周疾病（例如有时患者在进行修复重建时，可能表现出与紧咬牙或夜磨牙习惯相关的副功能运动，或者当改变牙齿冠根的比例时，都会出现类似的情况），都会导致牙周组织的进一步破坏（咬合创伤）[25]。

在计划进行牙周手术时，必须再次进行适当的牙周评估（例如临床附着水平和牙龈生物型），以避免对牙周组织造成医源性损害（例如生物宽度的侵犯及其后果，包括牙龈退缩等），这些都可能会在术后出现。

### 3.5.2.4　咬合评估

咬合被定义为"口-胃系统（SGS）内不可或缺（但不一定是中心）的一部分，在行使正常功能、副功能以及功能异常时，不仅将牙齿与其他牙齿联系在一起，而且重要的是也与SGS的其他组件联系在一起"[26]。SGS包括颞下颌关节、肌肉、牙周膜和牙齿。

存在牙齿磨损（合并有近中移动、拔牙后的倾斜和移位、咬合面上或咬合面下放置修复体）、直接和/或由于存在维持咀嚼系统功能的补偿机制（例如牙槽骨代偿，在第5章中进一步讨论），可能会改变咬合。

为了获得长期成功的修复治疗效果，最重要的是对临床咬合概念有基本的了解。在修复完成后，未能构建机械稳定的咀嚼系统，将不利于获得最佳的修复功能，同时由于不能提供理想分布的负荷水平，将对周围的结构造成微小的创伤，最终累积导致修复体的早期失败，而且还存在对剩余牙体组织造成医源性损害，以及存在牙齿在牙弓内空间位置不稳定的问题[25]。

应参考该标准对患者的咬合方案进行评估。评估应考虑患者咬合方案的静态和动态组成部分。图3.5中总结了牙科检查的内容，以及需要进行评估和记录的特征，静态咬合检查应注意以下特征：

• 牙齿旋转、倾斜、漂移、过萌

- 拥挤
- 散在间隙
- 覆盖
- 覆𬌗（包括开𬌗和跨𬌗）
- 咬合垂直距离（OVD）
- 息止颌间隙（FWS）

对这些问题的诊断将有助于明确是否存在错𬌗畸形，并进一步对牙弓内的咬合关系进行分类（例如中切牙、尖牙和磨牙段的分类）。同样重要的是明确在此阶段后牙支撑是否缺失，并进一步确定前牙组织的丧失是否也要考虑这一因素。

因此，临床医生必须意识到理想咬合方案的概念。这将在第5章中进一步讨论。但是，必须指出的是，与牙齿磨损相关明确的咬合作用尚未得到证实，通常是基于传统的咬合理论。

牙尖交错位（ICP），通常也称为最广泛咬合接触位ICP，其相关性在其他章节中将有更详细的介绍。

临床医生经常使用"正中关系（CR）"一词。从本质上讲，其描述了在不改变前牙垂直距离的情况下，将下颌骨闭合到后退接触位（RCP）（或稍微向前）时下颌的位置[26]。存在于RCP与ICP之间的任何滑动和方向都应记录；这对于牙齿磨损患者的修复重建计划非常重要，其他章节将对此进行详细讨论。在矢状平面中，下颌骨只能表现出旋转和平移；传统意义上，当颞下颌关节开始出现滑动时，切牙之间一般会有约12mm的分离。终末铰链轴的概念是抽象出来的假想位，用于描述通过每个髁状突旋转中心的水平连线。终末铰链轴的实际相关性将在第5章中进一步讨论。

关于动态的下颌运动，重要的是评估前伸和侧𬌗运动之间的关系。术语"前导（或切导）"是指由上颌前牙的腭侧面与其相对牙尖之间形成接触提供的引导，而"前伸引导"一词的描述源自髁导（在下颌骨前伸运动时，髁突和关节窝的关系），引导牙齿远端移动，是前导以及前导牙齿复合作用的效果。平均髁突前伸角为45°（范围为30°～60°）。在咬合方案被认为是稳定的（交互保护）的情况下，当患者下颌前伸运动时，前导与髁突前伸路径的倾斜面共同致力于后牙的彼此分离（或分离），从而避免了任何有害的咬合接触，否则这些咬合可能会累加导致牙尖折断，修复体重复破裂，间接修复体反复脱落，病理性牙齿磨损或松动。但是，在最大牙尖交错位，前牙之间应该只有轻微的咬合接触，咬合接触主要发生在后牙之间。

由前牙提供的前导斜度也应记录为陡、中或浅。临床医生可能要考虑在宏观上存在不可逆的前导时（例如前牙制作多个冠修复），必须仔细评估改变前导对后牙牙列的影响。理想情况下，应该在前牙之间共享前导，以优化应力分布，但这很难实现[26]。显然，前导越陡，发生后牙分离的可能性就越大。

下颌骨的横向运动是指在进行此类运动时同样受到咬合关系以及关节盘位置的影响，当下颌进行侧方横向移动时，也应对咬合接触进行评估；"工作侧"是指下颌骨在横向偏移过程中移动方向侧的咬合，另外一侧则称为"非工作侧"，通过尖牙引导称为尖牙引导，或通过多个牙齿来提供横向引导，则称为组牙功能引导。尖牙的形态使其非常适合在侧方运动时提供引导。尖牙引导的咬合/尖牙保护𬌗的存在有助于侧向运动时后牙分离，如果丧失尖牙引导，正如上面讨论的那样，可能会导致类似的灾难性后果。通常观察到最初是组牙功能𬌗，但是在侧方偏移运动结束时会注意到尖牙引导的存在。

由于体位发生改变时，大多数受试者（96%）的动态咬合接触也会发生改变，所以尖牙引导很大程度上依赖于患者的体位[27]。在日常生活中可见尖牙引导改变为组牙引导。但是，尚未证明牙齿磨损的尖牙引导对其他牙齿是具有"保护性"的。关于侧向偏移运动过程中髁突-窝关系的变化，TMJ内的主要运动是在非工作侧（远离下颌骨侧向运动中的一侧）[28]。髁突向前、向下及向中间移动的过程中，其移动的角度称为Bennet角，其平均值为7.5°。在工作侧发生的运动称为迅即侧移或Bennet运动。横向移动的平均距离约为1mm。

文献中已经描述了许多其他的咬合方案，例如平衡𬌗（双边平衡𬌗）和单边平衡𬌗。前者用于描述全口义齿修复时，动态运动中保证义齿稳定性时推荐的咬合关系。

任何咬合干扰的存在（在任何下颌位置中，相对牙齿之间发生的不合理的咬合接触），都可能在工作侧（在侧向移动中下颌骨向其移动的一侧）或非工作侧（下颌骨在侧向移动中远离下颌骨移动的那一侧）引起下颌的移位。在理想情况下，涉及咬合修复重建时，尖牙应提供侧向引导，在工作侧或非工作侧均无咬合干扰。然而，重要的是要意识到，非工作侧咬合接触的存在（当与病理的主诉或症状不相关时）并不构成咬合干扰的存在，这种接触可能在错𬌗或不符合理想机械性咬合的患者中存在。

关于牙齿磨损控制的临床咬合主题在第5章将做进一步的探讨。

### 3.5.2.5　美学区的评估

术语"美学区"或"微笑区"在文献中经常被用来描述牙齿和微笑的外观。实际上，如上所述，对于牙齿磨损的患者，主诉美学相关的问题是最常见的就诊原因。因此，在患者检查期间对美学区域进行细致的评估至关重要，以帮助更好地制订相应的治疗计划，解决相应的问题[29]。

对美学区域的分析应旨在评估以下各节中描述的问题。

#### 3.5.2.5.1　牙齿与嘴唇的关系

"唇线或笑线"一词用于描述在微笑时（或要求发出"E"声时），上唇下缘和牙齿、牙龈软组织之间的关系。通常有3种笑线：

- 低位笑线：上唇活动时，上前牙暴露量不超过75%，且牙龈组织未暴露（低位微笑线在修复不完美时可能是最安全的）
- 中位笑线：上唇运动最终暴露上前牙和牙间乳头75% ~ 100%的量
- 高位笑线：上前牙完全暴露以及超出牙龈边缘的牙龈组织也充分暴露，通常称为"露龈笑"

笑容的宽度也应进行分析，为了获得最佳的美感，牙齿硬组织应填满颊廊，避免出现颊廊间隙。

笑线也应该得到评估，其描述了下唇的曲率与上颌切牙切缘连线曲率之间的关系。最理想的是下唇的曲率应与切牙连线的曲率平行，并且下唇的上边界在空间上应略低于上切牙边缘的位置。该信息可用于将来修复体的设计，特别是对严重磨损的上颌前牙列进行修复时。

#### 3.5.2.5.2　上下颌牙列中线

理想情况下，牙齿中线应与面部中线重合。上颌中线最好参考人中的中点来评估。上颌中线和面部中线之间最大2mm的差异在美学上是可以接受的。下颌中线最好与上颌中线重合。但是，人群中仅有25%的人天然存在这一特点。

### 3.5.3.5.3　牙齿的颜色和外形

牙齿颜色：应评估牙齿颜色变化：

* 色相：基本颜色
* 饱和度：基本颜色的饱和度
* 明度：亮度

牙齿形态：上颌中切牙的形态（卵圆形、方圆形或尖圆形），反映患者的个性、性别、年龄和肌力指数（无任何科学依据）。牙齿磨损可能导致牙齿形状随年龄而变化。在确定牙齿磨损之前，如果有任何有关前牙形态的信息，则可以参考此类信息帮助确定合适的牙齿形状。

### 3.5.2.5.4　牙齿的大小、比例、形状、对称性、位置和轴向倾斜

上颌中切牙被普遍认为是美学区中最主要的牙齿，据报道其平均长和宽分别为10～11mm和8～9mm[30]，高/底比为1.2∶1。常规上，中切牙长度应约为面部高度的1/16。了解这些基线值可能有助于设计修复严重磨损的前牙列。

上颌中切牙的横截面轮廓上，通常在唇面有2个或3个平面。在唇侧牙龈位置瓷粉的过度堆积（通常被视为修复干预的结果）不仅可能导致美学效果不佳，而且还可能引起牙周疾病。

一些医生使用黄金分割的数学概念。因为建议的理想比例为1∶1.618，所以在上颌前牙列，这意味着上颌中切牙的宽度应比上颌侧切牙的宽度大1.6倍；从正面看，上颌侧切牙的宽度比尖牙的宽度要大1.6倍[31]。因此，上颌尖牙的宽度应为侧切牙宽度的62%，而侧切牙本身的宽度应为上颌中切牙宽度的62%。然而，事实证明，黄金比例于已调查过的天然牙列中仅存在不到20%[32]。

上颌中切牙之间较小程度的不对称比完全对称更常见，上颌前牙的远–切线角形态具有对称性的外观。锥形侧切牙或实际上牙齿的缺失可能对上颌前部区域的对称排列产生深远的影响。

从正面看时，上颌前牙有一个向中线倾斜或向垂直中线倾斜的趋势。

从中切牙向尖牙侧向移动时，倾斜角度会增加。前牙轴向倾斜度明显缺乏对称性可能最终会导致不良的美学外观。

同样，当现有的牙齿特征已受到牙齿磨损显著影响，在设计新的美学区域时，上述概念中的每一个都可能很有用。

### 3.5.2.5.5 接触区域，邻接面和外展隙

根据美学牙科上普遍接受的概念，外展隙应该是从中线向远侧扩展时逐渐增加，而当以对称方式从中线向远侧移动时，接触点应该位于更靠近根尖的位置。

邻接面的定义是"在正面看似接触的两个相邻牙齿之间的区域"[33]。Dias等建议使用"50–40–30规则"来定义上颌前牙之间的美学关系，由此，中切牙之间理想的邻接面积为临床上牙冠长度（中切牙之间的长度）的50%，上颌中切牙和侧切牙的邻接面积是中切牙长度的40%，侧切牙和尖牙之间的邻接面积是中切牙长度的30%[33]。理想情况下，邻接面应该是以整个牙齿中线为对称的。

### 3.5.2.5.6 牙龈美学

上前牙的牙龈理想情况下应围绕中线对称，中切牙和尖牙的牙龈水平应比侧切牙稍高（大约1mm）。还应确定牙龈的生物型（分为厚龈生物型或薄龈生物型），因为这可能会影响外科手术或将来牙齿修复体时对牙龈的处理方法。

图3.6提供了评估并记录美学区特征的简表，是美学区评估分析的一部分。

## 3.5.2.6 对无牙区的评估

当存在缺牙间隙时，通常要对缺牙间隙提供相应的空间描述。目前许多缺牙分类系统都可以辅助该过程。在英国，经常使用肯氏分类系统，其考虑了基托的位置（在前牙区或在后牙区），是否是游离端缺失（单侧或双侧）和/或是否存在非游离端缺失。如果单牙弓内存在多个缺牙间隙，则每个额外的间隙都称为"亚类"。

应评估缺牙区域的总体外形，通常将其归类为"圆形""扁平""倒凹"或者"刀刃"/"尖锐"，并检查上覆的黏膜是否"牢固结合"或"松

弛/可移位"。还应检查其他义齿承托区的组织，并记下任何硬组织或软组织的倒凹区。

应评估现有活动义齿的固位性、稳定性、支撑性、基牙条件、抛光的组织面、咬合方式和美观性。

表现为牙齿磨损的患者中，任何缺牙间隙的修复都更重要，尤其是在需要改善咬合负荷分布前提下，会提高剩余牙齿的寿命。

图3.7小结了这部分检查通常评估和记录的内容。

## 3.6  特殊测试

口腔科常规的特殊检查也可以帮助诊断。通常对牙齿磨损患者进行的特殊检查可能包括以下内容：

- 放射线照片：对于任何显示出磨损迹象的牙齿，以及计划进行积极修复干预的牙齿，均提倡拍摄高质量、准确、平行投照的根尖放射线照片。重要的是要确定是否存在任何牙槽骨吸收的迹象，以帮助建立牙周诊断。影像学检查还可能显示的其他特征包括牙根表面形态，患牙牙髓腔的解剖结构，已有根管治疗的质量，龋齿以及牙周膜腔是否增宽。还应评估是否存在残根或根尖周病变的问题（放射线透射或阻射）

- 上𬌗架研究模型：高质量的研究模型需要在没有软组织/肌肉干扰的情况下咬合评估。更多详细的信息，请参阅第5章

- 数字化3D扫描：与传统模型相比，上下颌的三维图像，以及咬合记录提供了更多的细节和对照

- 敏感性测试：如上所述，大约1/10的牙齿显示出严重的磨损迹象，可能存在未被诊断的根尖病变[6-7]。因此，特别是在考虑义齿修复时，明确受影响牙齿的根尖和牙髓组织健康是很必要的。确实，在文献中经常引用的一项研究报告发现，在接受全覆盖修复的牙齿对牙髓组织造成不可逆损害的风险为19%[33]。然而，更多的建议是在牙冠预备和临时冠修复后，在积极治疗后的10年中，更切合实际的牙髓组织受损风险是4%～8%[34]

鉴于严重磨损的牙齿上存在可逆性或不可逆性牙髓炎的风险增加，加上牙齿组织的进一步大量损失以及在牙体预备和牙冠粘接过程中可能对牙髓组织造成额外的应力。笔者认为，在这种牙齿上发生根尖周炎的风险可能更高（比不显示严重磨损迹象的牙齿风险更高）。

传统敏感性测试以及临床和影像学检查，通常用于常规实践中进行牙髓组织评估。通常可通过对牙齿使用氯乙烷，加热牙胶棒和/或电刺激来进行敏感性测试。但是，只有使用更复杂的方法（例如多普勒血流仪）才能明确牙齿"真实"的活力状态。

- 口内照片是一种极好的交流手段，同时可以提供很有价值的口腔记录。照片应包括（至少）两个牙弓的前视图，后（左/右）视图和咬合视图
- 可以对唾液刺激和未刺激状态下的分泌率，以及各自的缓冲能力进行分析，特别是在唾液分泌差异可能是潜在辅助因素的情况下

## 3.7 小结

系统地进行了上述评估和分析后，临床医生可以汇总"问题清单"，能更好地进行诊断或鉴别诊断。再将其分布到合理的治疗计划逻辑序列中（如第9章所述），以系统的方式进行治疗护理，旨在为患者提供最可预测和最有利的长期结果。评估还有助于确定总体风险，用于调整未来的治疗需求。

## 3.8 结论

对于具有牙齿磨损特征的患者，其治疗计划很具有挑战性，特别是如果要进行修复性治疗时，必须建立适当/明确的诊断。后者（如上所述）需要进行全面的治疗评估，有时可能需要数次检查才能完成。

在第4章中，将利用收集到的信息来明确患者的诊断，包括描述牙齿磨损的严重程度、范围和位置，例如使用临床指标来进行记录。

姓名：　　　　　　　　　　　　　　　评估日期：

患者的主诉（美学、功能、症状、与牙齿磨损相关 / 修复失败）/ 期望，治疗主观目标：

- 

既往史：................................................................................................................

药物过敏史（MH）/ 药物过敏 / 变应原：

- 
- 

相关危险因素：

吸烟：　　　　　是 / 否　　　　每天多少根?　　　　　　吸烟多久?
饮酒：　　　　　是 / 否　　　　每周几次?
职业：.................................
心理压力：0~10 分 ..........
娱乐习惯：...................

饮食：

- 糖摄取量：热饮　　　　　　咖啡　饼干　甜食
  　　　　　　　　　　其他：
- 酸性食物摄取：碳酸饮料　　　　新鲜水果　果汁
  　　　　　　　　　　其他：
- 食品 / 饮料摄入方法：...................

过去口腔治疗史：

最后一次就诊日期：..........　　　日常口腔复查：是 / 否

口腔健康管理：电动牙刷　　　　　是 / 否　牙刷纹理：　　使用牙膏
　　　　　　　　牙间隙　　　　　　是 / 否
　　　　　　　　牙线　　　　　　　是 / 否
　　　　　　　　正在使用漱口水 / Fl 含氟 ............................

其他记录：（紧咬牙 / 磨牙 / 佩戴殆板的历史）
　　　　　　　　　　　　　　　　　　　　　　　　　　　　.................................

图3.1　摘录患者信息的模板，用于收集更多的病史。

口外检查：

- 最大张口度　　　切牙之间的距离 .................. mm；侧切牙移动范围 ....... mm
- 关节弹响　　　　是 / 否有"咔嗒"声：单一 / 多个 早期 / 晚期 其他声音 / 异常现象
- 肌肉 / 关节压痛：　　　　　是　　　　　否
- 唾液减少症状：　　　　　是 / 否
- 面部比例 / 非常好的平衡：　是 / 否 评论：　OVD：mm　RVD：mm　FWS：mm
- 面部轮廓：　　　　　　　正常 / 凹面 / 凸面
- 面部对称：　　　　　　　水平：是 / 否　　　垂直：是 / 否
- 面部外形：　　　　　　　方圆 / 椭圆 / 尖圆 / 方尖圆
- 唇动度：　　　　　　　　微笑时切牙暴露量：　mm

图3.2　记录相关的口外问题。

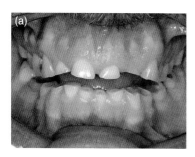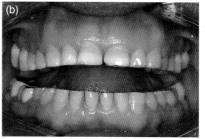

图3.3 （a）患有广泛的牙齿磨损且代偿性牙槽骨生长的患者；（b）严重的广泛性牙齿磨损且无代偿性牙槽骨生长的患者。

---

口内检查

- 软组织　　　　白线：　　　　　......................
　　　　　　　　舌面：　　　　　......................
　　　　　　　　牙龈生物型：　　厚 / 薄
　　　　　　　　其他　　　　　　......................

- 牙周基础检查探针出血

| | | |
|---|---|---|
| | | |

0 未检测到出血或牙周袋 > 3.5mm

1 探测时出血 – 无牙周袋 > 3.5mm

2 菌斑相关因素：龈上 / 龈下牙结石，悬突 – 无牙周袋 > 3.5mm

3 牙周袋 > 3.5mm，深度 < 5.5mm；袋深 4 ~ 5mm

4 牙周袋深度 > 5.5mm，牙周袋 ≥ 6mm

（补充：根分叉暴露）

- 松动、退缩以及根分叉暴露：

| P | | | | | | | | | | | | | | | | | P |
|---|---|---|---|---|---|---|---|---|---|---|---|---|---|---|---|---|---|
| F | | | | | | | | | | | | | | | | | F |
| R | | | | | | | | | | | | | | | | | R |
| M | | | | | | | | | | | | | | | | | M |
| | 8 | 7 | 6 | 5 | 4 | 3 | 2 | 1 | 1 | 2 | 3 | 4 | 5 | 6 | 7 | 8 | |
| | 8 | 7 | 6 | 5 | 4 | 3 | 2 | 1 | 1 | 2 | 3 | 4 | 5 | 6 | 7 | 8 | |
| M | | | | | | | | | | | | | | | | | M |
| R | | | | | | | | | | | | | | | | | R |
| F | | | | | | | | | | | | | | | | | F |
| P | | | | | | | | | | | | | | | | | P |

- 硬组织

8 7 6 5 4 3 2 1　1 2 3 4 5 6 7 8

- 其他发现（龋坏、折裂、磨损）
　......................................................
　......................................................

---

图3.4　口内检查有关的软组织、硬组织和牙周问题。

| 上颌1区 | | 上颌2区 | | 上颌3区 | | 上颌 |
|---|---|---|---|---|---|---|
| 咬合 | | 切端 | | 咬合 | | |
| | | | | | | |
| | | 上颌2区 | | | | |
| | | 腭侧 | | | | |
| | | | | | | |
| | | | | | | |
| | | | | | | |
| 下颌6区 | | 下颌5区 | | 下颌4区 | | 下颌 |
| 咬合 | | 切端 | | 咬合 | | |
| | | | | | | |

图3.4 （续）

---

咬合

骨性关系：      I / II / III

切牙关系：      I / II 1 亚类 / 2 亚类 / III

覆盖 =........mm

覆𬌗 =........mm      完全 / 不完全

过萌：..................

倾斜：..................

空隙：..................

拥挤：..................

漂移：..................

牙齿接触的数量（间隙测试垫）..........

后牙支持的缺失 ..................... 是 / 否

ICP=RCP     ICP ≠ RCP    滑动：   垂直：   水平：

第1个后退接触位（RCP）咬合接触点：................................

动态特征 / 引导（牙齿列表）

    前伸咬合：

    侧方咬合：     左侧：                 右侧：

            尖牙引导 ............             尖牙引导 ............

            组牙引导 ............             组牙引导 ............

            非工作侧咬合干扰 ............             非工作侧咬合干扰 ............

图3.5 需要记录的特征以及咬合评估的记录。

- 笑线：　　　　高（切牙 100%/ 所有的牙龈）　　　　　　　　........
　　　　　　　　　中位（75% ～ 100% 切牙 / 龈乳头）　　　　.......
　　　　　　　　　高位（＜ 75% 切牙 / 无牙龈外露）　　　　　.......
- 微笑弧：　　　下唇弧线和上前牙平面的平行度　　　　........　　　　　是 / 否
- 颊廊不足 ..........　　　　　　　　　　　　　　　　　　　是 / 否
- 对称性：
  - 面中线和上颌牙中线　　　　　　　　　　Y/N　　　评论：
  - 上颌和下颌牙弓之间　　　　　　　　　　Y/N　　　评论：
  - 上颌中线牙齿之间　　　　　　　　　　　Y/N　　　评论：
- 中切牙的长度 / 宽　右：长度　　　mm / 宽度　　　mm；左：长度：　　　mm / 宽度：　　　mm
- 颜色 / 色度：
- 其他：

图3.6　美学区评估。

上颌：

肯氏分类：

缺牙间隙：

牙槽嵴：　　　吸收　　　　垂直 / 水平

　　　　　　　　　　　　坚韧 / 松弛 / 圆形 / 扁平 / 尖锐 / 倒凹

上颌结节

腭部

可以利用的基牙：

下颌骨：

肯氏分类：

无牙颌牙弓：

牙槽嵴：　　　吸收　　　　垂直 / 水平

　　　　　　　　　　　　坚韧 / 松弛 / 圆形 / 扁平 / 尖锐 / 倒凹

舌侧的倒凹

可以利用的基牙：

旧义齿：

上颌：

下颌：

图3.7　缺牙间隙的评估。

## 第4章
## 牙齿磨损的诊断以及常用的临床指标
## The Diagnosis of Tooth Wear, Including the Use of Common Clinical Indices

## 4.1 简介

鉴于牙齿磨损（TW）发生率的逐渐增长，作为相关病理发展的一部分，会常伴有牙齿组织不可逆的缺损（在某些情况下，可能会使患者不得不进行复杂、昂贵的牙科治疗）[1]，对于牙医来说，在对患者进行口腔检查时，必须确定牙齿磨损是否存在是非常重要的。因此，重要的是做出牙齿磨损的诊断，并采取适当措施阻止疾病进一步的发展。

在认识到或排除了口腔中牙齿磨损问题后，随后需要量化目前的磨损方式[1]。其中包括对病情的严重程度进行分级。牙齿磨损的定性和定量过程将使临床医生能够建立清晰、全面以及合理准确的诊断，进而可用于：

- 与患者有效沟通
- 与同行进行更有意义的讨论（包括需要转诊到二级或三级医疗部门）
- 监测疾病进展（图4.1）
- 评估已制定和实施的任何预防治疗的效果
- 确定恢复治疗适合的时间点
- 采用已有通识的方法进行规范化治疗

牙齿磨损的定量可使用体内和/或体外技术进行分析[1-3]。目前有多种可用于体外定量分析的技术，一些更复杂的技术通常不适用于牙科开展，包括[2]：

- 扫描电子显微镜和能量色散X线光谱
- 测量光学显微镜
- 表面3D聚焦变化扫描显微镜

*Practical Procedures in the Management of Tooth Wear*, First Edition. Subir Banerji, Shamir Mehta, Niek Opdam and Bas Loomans.
© 2020 John Wiley & Sons Ltd. Published 2020 by John Wiley & Sons Ltd.
Companion website: www.wiley.com/go/banerji/toothwear

- 衰减全反射红外光谱
- 光学镜面反射和漫反射分析
- 白光干涉仪
- 光学相干断层扫描
- 表面硬度测量
- 表面轮廓分析仪
- 化学分析溶蚀剂中溶解的矿物质
- 显微射线照相和原子力显微镜
- 超声波测量牙釉质厚度
- 纳米压痕
- 共聚焦激光扫描显微镜
- 碘化物渗透性测试
- 固体样品的元素分析

虽然在初级医疗机构中通常无法使用这些技术，但是可以为全科医生提供其他工具，并且可以轻松地用于牙齿磨损的诊断。包括以下方法：

- 在适当的时间间隔拍摄高质量标准临床照片，可用于监测牙齿形态的变化，并注意诸如透明度增加和牙齿阴影变化等因素，这些可能是牙釉质变薄的迹象[4]

拍摄上牙弓的咬合面（显示所有牙齿的咬合面、切端和腭侧面），下牙弓的咬合面（拍摄所有咬合面和切端）以及正面和侧面咬合（双侧）。对于正面和侧面照片，理想情况下应将牙齿分开，并且两个牙弓的颊/唇部分均应清晰可见。可以将诸如牙齿磨损评估系统（TWES）[1,5]的排序与高质量的照片结合使用，以进行磨损的分级，尤其是在咬合面/切端[6]。

清晰的数字化临床照片在治疗计划中是必不可少的，但是仅使用照片来监测牙齿随时间的磨损是困难的，因为细小的差异很难用肉眼检测到。

- 使用适当的托盘和材料，进行准确印模，用真空搅拌的超硬石膏进行模型灌注[7]，获得高质量的模型，参照从最初的模型组获得的基线指数（使用合适的尺寸稳定的材料）得出可用于较长时期内记录牙齿形微小的变化，或用于例如基本酸蚀磨损检测（BEWE）、牙齿磨损指数（TWI）或TWES（如下所述）来监测口内变化的临床指标（图4.2）[6]

- 涉及口内扫描设备制备数字化咬合记录的现代数字系统（通常在常规牙

科实践中经常使用）可能是实现量化的实用工具，3D口腔扫描仪以较为灵敏的方式（使用3D打印模型和/或石膏模型）来检测口腔中细微形态体积缺损的变化，因此在监控磨损程度方面特别有用，尤其是对于非常轻微（早期）的磨损（图4.3和图4.4）[3-4]。数字模型也可以在树脂材料上打印（数字化打印模型）

- 划痕测试包括使用少量流动树脂复合材料或低黏度加成有机硅橡胶（由木制压舌板支撑）制取磨损牙齿的咬合面形态，然后使用12号手术刀刀片将其分割出来。此过程连续重复1～4周，目的是使用适当的放大倍率查看咬合面形态的变化，以有效地确定印模材料中窝沟的变化[8]。笔者认为，该测试需要患者知情同意并接受，但是这种检查的方法的接受度很低

　　一旦磨损存在，临床上量化磨损的程度就非常重要。但是，这绝不是一项简单的任务，主要是因为缺乏共识（通常是在术语和指数方面），没有明确的对于现有牙齿磨损范围和程度通用的方法。

　　以量化慢性牙周病的效果为例进行比较，这种对比可能更加明显，在慢性牙周病上，对于诊断和记录疾病进展程度的方法基本达成共识。这些方法包括对口腔卫生总体水平的评估、探诊深度的测量、牙龈退缩的程度、探查出血、牙齿松动度以及是否累及根分叉等。但是，对于牙齿磨损，整体的共识水平要低得多，有一些临床医生更倾向于使用描述性的报告和记录方法，而另一些临床医生则更喜欢使用共识的临床指数，或者两者结合的方法。

　　本章探讨了进一步描述并适当记录牙齿磨损位置和严重性的方法，并简要阐述了当前牙齿磨损简易诊断和记录的局限性。

## 4.2　使用描述性方法量化牙齿磨损

　　根据Wetselaar和Lobbezoo的说法，牙齿磨损的鉴定是诊断过程中重要的步骤，应根据牙齿缺损的临床表现，尽可能去明确牙齿磨损的亚型（磨耗、酸蚀或磨损）。关于该过程相关临床表现更多的详细信息，请参阅第3章。但是，正如第3章所提及的，牙齿磨损通常涉及多因素，所以（有时）建立多因素分析过程具有很大的挑战性，尤其是在磨损严重的情况下。基于这个原因，提出按照牙齿磨损来源的分类方法，该方法通过以下方式涵

盖给定的4个最可能的磨损来源：

- 内源性机械磨损（磨耗）
- 外源性机械磨损（磨损）
- 内源性化学磨损（酸蚀）
- 外源性化学磨损（酸蚀）

因此，还应努力确定观察到的磨损模式是否表明该状态是活跃还是静止。Meyers已描述了许多可能与活动性病变相关的临床指标，并且被证明可以用于进行此项评估的指南[9]。这些指标包括：

- 牙釉质和牙本质表面光泽降低，可能是牙齿表面酸溶解的指标，类似于使用酸蚀剂后的状态
- 温和吹干后牙齿表面缺乏反光性
- 由于玷污层溶解和牙本质小管开放，受到外界刺激后牙本质小管液体流动引发管内压力变化，导致牙本质对所施加的刺激敏感（特别是对酸性食品和饮料的反应）
- 没有牙结石，这可能是不饱和唾液存在且缺乏矿化能力的迹象；如果在口腔中存在有利于脱矿的平衡，则不会形成牙结石

表4.1[1]列出了根据目前临床体征和症状确定磨损程度的标准，作为一种总结的方法以及为临床实践提供参考的工具，该表的内容基于Gandara和Truelove[10]和Ganss和Lussi[11]等的研究，实际上是TWES的一部分，TWES是Wetselaar等提出的模块化方法[1,5]。TWES将在下面进一步讨论。

作为量化当前牙齿磨损水平过程的一部分，需要确定并记录其磨损的位置和严重性。当用描述性方法记录观察到的牙齿磨损位置时，通过传统的牙科图标系统列出受影响的牙齿和/或将牙齿磨损的位置描述为局部性或广泛性都比较常见。

对于出现局部牙齿磨损（包含1个或2个六分区）的患者[1]，传统方法是根据牙弓（上颌或下颌）以及牙弓内的整体位置（前牙或后牙）对其进行细分（前牙或后牙）或使用TWES所采用的六分区法（图4.5）[1]。后者将口腔细分为6个分区，并进行如下编号：

- 六分区：1区——右上颌后牙（前磨牙和磨牙）
- 六分区：2区——上颌前牙（切牙和尖牙）
- 六分区：3区——左上颌后牙

表4.1 作为TWES的一部分，简要归纳一下用于诊断牙齿磨损的临床指征

**外源性和内源性磨损的临床指征**

1. 咬合面杯状吸收，切牙的沟槽，弹坑样，圆滑的牙尖和沟窝

2. 非咬合面的磨损

3. 升高的修复体

4. 光滑釉质层内内增宽的凹面，凸面变平或出现凹面，宽度超过深度

5. 切端透明度的增加

6. 银汞合金的外观干净，无变色

7. 牙龈间隙内釉质颈袖的保存

8. 无牙菌斑、变色或牙垢

9. 高敏感性

10. 光滑连续、光亮的表面，偶见黯面

**内源性机械磨损的临床指征**

1. 光滑的小平面，有光泽

2. 釉质和本质以相同的速率在磨损

3. 与咬合面上的磨损相匹配，对颌牙上具有相应的特征

4. 修复体可能折裂

5. 颊部、舌体和/或唇部的印记

**外源性机械磨损的临床指征**

1. 通常集中在牙齿颈部区域

2. 缺损的宽度大于深度

3. 前磨牙和尖牙通常受到影响

- 六分区：4区——左下颌后牙
- 六分区：5区——下颌前牙
- 六分区：6区——右下颌后牙

对于广泛性的牙齿磨损（包括3～6个分区）[1]，最好的操作是判断和分类可能出现的殆补偿的数量。牙齿组织结构的缺损可能不会导致息止颌间隙（FWS）的增加，在对现有咬合垂直距离（OVD）进行评估后，如第3章所述，存在普遍磨损的患者，根据Turner和Misserilian的研究分为三类[12]：

分类一：过度磨损伴有垂直距离降低。

分类二：过度磨损不伴有垂直距离降低，但是有可用空间。

分类三：过度磨损不伴有垂直距离降低，但是可用空间受限。

由于牙-牙槽骨代偿性的增生，导致二、三类患者的磨损速度较慢。对于上述分类的修复治疗方案选择的具体细节在14章中讨论。

传统上，当试图描述观察到磨损的严重性时，通常使用生理性磨损和病理性磨损等术语。这些术语在第1章中进行了定义和讨论。总而言之，需要注意，病理性牙齿磨损是根据"欧洲共识声明"中《严重牙齿磨损管理指南》进行定义，以消除过去对这些术语解释所产生的歧义，从而使临床医生之间保持一致。因此，病理性牙齿磨损被定义为"与患者年龄不相符的牙齿磨损，导致疼痛或不适、功能性障碍或美学缺陷，如果加重，可能会导致愈发复杂的不良并发症"[13]。

同样，在描述牙齿磨损严重程度的方法上也存在不一致之处。例如，Wazani等[14]在尝试确定患者的体征和症状患病率时采用了一种方法，该方法转诊至一家位于英国的牙科医院，并描述了牙齿磨损呈轻度（对于有磨损的牙齿仅有牙釉质的缺失，图4.6）、中度（显示牙本质暴露的牙齿）或重度（对于显示继发性牙本质/牙髓暴露的牙齿；图4.7）。这项研究的笔者在进行牙齿磨损诊断时还记录了其他变量，例如后牙接触数、存在的牙齿数、后牙缺失的数量以及错𬌗畸形的安氏分类。相比之下，如下所述，BEWE[15]在"表面损失中硬组织损失占到50%"的基础上，记录6个分区中1个区的得分为3分（以0~3分的等级进行分级，严重程度与更高的得分相关）。而其他人则通过以下方式描述了不同程度的严重性：

- 轻度：釉质内磨损；咬合面/切端和/或非咬合面/非切端
- 中度：磨损暴露牙本质；咬合面/切端和/或非咬合面/非切端
- 重度：磨损暴露牙本质或临床牙冠高度丧失 < 2/3；咬合面/切端和/或非咬合面/非切端
- 极端严重：磨损暴露牙本质，同时丧失临床牙冠高度≥2/3；涉及咬合面/切端和/或非咬合面/非切端

因此，为了保持诊断的一致性，作为共识声明的一部分，Loomans等已将严重的磨损定义为"牙齿结构严重受损，牙本质暴露，且临床牙冠大量缺失（≥1/3）时的牙齿磨损"[13]。术语定义的一致性很重要，特别在尝试进行准确诊断时。

前牙临床牙冠高度的降低也可用于明确前牙牙体组织缺损的水平，通

过牙周探针测量从切端到釉牙骨质界的距离，与平均值或先前的记录进行比较（以确定是进行性磨损或磨损静止），正如TWES建议的那样[1]。

## 4.3　临床指数在牙齿磨损（TW）诊断中的应用

许多牙医都熟悉使用临床指数来筛查口腔疾病，应用各种分级系统来评估当前病情的严重程度，以及通过结果来帮助计划未来的护理需求（应用既定的指南）。基础的牙周检查（BPE）就是一个很好的例子，在英国该指标被广泛使用（被常规使用）[16]。临床上使用类似的指数来诊断牙齿磨损（TW），需要满足以下的要求：

- 一种简单、高效且省时的方法来筛选牙齿磨损的存在
- 清晰地划分类别，以便在检查者之间，以最小的差异记录磨损的严重性，并具有一定级别的敏感度，可以监控一段时间内的细微变化
- 明确磨损是进展和/或静止
- 基于临床指数记录，可以规划未来的护理需求
- 易于保留适当的文档

已经提出了许多指数来对牙齿磨损的严重性进行分级，方法是通过用数字分数记录牙齿的表面特征来进行评估，这些指数已获得国际认可。但是，目前在一般口腔的临床工作中，尚无普遍记录牙齿磨损的指标，也没有一种容易使用的方法来确定磨损过程是进展还是静止。

从过去的记录上分析，目前最受欢迎的临床指标是Smith和Knight提出的TWI[17]。TWI本质上包括一个五分制量表，通过该表可以直观地评估各种牙齿表面（颈部、颊/唇侧、切端/咬合面、舌/腭侧）。表4.2中列出了与使用该指标相关的信息。尽管TWI可用于比较个体之间的磨损率并监控相关患者的磨损进程，但应注意的是，该指数最初是为流行病学研究设计的，而不是针对个体患者的临床治疗设计的[18]。的确，常规使用此指数还存在许多

表4.2　Smith 和 Knight[17]牙齿磨损指数

| 分级 | 标准 |
| --- | --- |
| 0 | 没有釉质表面特征的缺失 |
| 1 | 釉质表面特征的缺失 |

续表

| 分级 | 标准 |
|------|------|
| 2 | 牙釉质的颊侧、舌侧和咬合面缺失，＜1/3表面牙本质暴露<br>切端釉质缺失<br>牙本质少量暴露 |
| 3 | 牙釉质的颊侧、舌侧和咬合面缺失，＞1/3表面牙本质暴露<br>切端釉质缺失<br>牙本质大量缺失 |
| 4 | 颊侧、舌侧和咬合面牙釉质完全缺失，牙髓暴露或继发牙本质暴露切端牙髓暴露或继发牙本质暴露 |

不足，包括[18]：

- 在确定暴露的牙本质时，术者之间的差异
- 管理指数和进行记录花费的时间
- 从TWI评分中排除了严重修复的表面，使其很难清楚地了解目前临床中牙齿磨损的实际状况
- TWI与牙齿表面磨损结果的致病因素无关

2008年，Bartlett等[15]提出了BEWE，该指数旨在记录初级医疗机构中，患者出现酸蚀性牙齿磨损的严重程度，该指数易于使用和记录，为后期的评估和归档提供了机会，检查/筛选了牙齿磨损的现状，理想情况下，还应适当考虑将来的治疗需求。作为总体目标，希望通过证明对牙齿磨损的评估和诊断并进行适当的记录，采用BEWE（并记录结果）帮助医生减轻疏于监督的问题（尤其是鉴于患病率上升的情况）。

实际上，BEWE指数是基于BPE的。后者是一种基于四分制的量表，在许多国家/地区广泛使用的部分评分系统。因此，鉴于概念上的均等，可以合理地假设在常规临床实践中，实施BEWE指数很容易上手。的确，与BPE一样，BEWE分数是在六分区的基础上记录了每个受影响最严重牙齿表面的数值。

如Bartlett所述，使用BEWE的协议/临床顺序如下[19]：

（1）诊断已有的牙齿磨损，从评分中剔除具有创伤和发育缺陷的牙齿。

（2）检查口腔中所有牙齿和牙齿所有表面是否有磨损。

（3）明确在每个象限中受影响磨损最严重的牙齿。

（4）进行BEWE记录。

BEWE对每个六分区以0~3级等级量表记录磨损的严重程度：

- 0　无腐蚀磨损
- 1　表面纹理的初始磨损
- 2*　明显的缺陷；硬组织磨损少于表面积的50%
- 3*　硬组织磨损等于或大于表面积的50%

（*：经常累及牙本质，但有时可能很难发现，特别是在牙颈部的区域。）

　　BEWE完成后，累加所有六分区段内的分数，得到一个综合风险评估分数。该分数是可以用作记录患者牙齿磨损风险水平的一种手段，成为患者临床管理的指南[8,19]。表4.3汇总了BEWE风险评分等级和临床管理指南。

表4.3　BEWE风险评分等级和临床管理指南[8]

| 风险分级 | 所有六分区内累计分数 | 管理指南 |
| --- | --- | --- |
| 无 | ≤2 | 常规维护，每2年检查1次 |
| 低等 | 3~8 | 如上，加上口腔卫生、饮食评估和建议，每2年检查1次 |
| 中等 | 9~13 | 如上，确定主要的病因并消除<br>暂时不修复，涂氟、酪蛋白衍生的糊剂，表面密封剂<br>间隔6~12个月监测（取模、照片、划痕测试） |
| 高等 | ≥14 | 如上，加上最小的修复 |

　　当然，使用此指数也有许多局限性。值得注意的是，当变化可能非常微小时，并没有考虑到牙齿磨损[1]的多病因或疾病进程的测量[1]。此外，与BPE不同，需要使用牙周探针进行筛查，BEWE的体内检查通常基于临床上的视觉评估。因此，有时想要明确区分不符合2分或3分的情况是非常具有挑战的，对于表面积损失可能大于或小于50%的情况也不明确。

　　Bartlett通过实际例子描述了这些问题，例如在牙齿磨损影响整个切缘而不会损失牙齿高度的情况下[20]。可能对该指标的可靠性产生怀疑，并强调检查者校准的重要性，使其能够有效地应用于临床。事实上，Dixon等进行的一项横断面研究，目的是为了评估BEWE的敏感性、特异性和可靠性，该研究结果表明该指标对于筛查重度牙齿磨损而言是有效的，但鉴于其报告的检查者可信度水平中等，因此"对分数的解释应谨慎"[18]。然而，已经证明，BEWE（以及TWES）指数可以通过使用照片和3D模型来提供一致且可靠的评估、监控磨损的方式[3,6]。

还应注意，由于1个六分区中的局部磨损而导致总体BEWE风险评估得分相对较高，可能会扭曲实际存在的磨损形式，或者相对较低的得分可能会掩盖较高的单个象限得分，最终导致提供一种不太理想的治疗方式（应严格遵守治疗指南）。

BEWE指数得分为14是高风险因素，它给出了预防、与患者协商以及监控牙齿磨损的建议，但同时也提到了"结合最少的修复"。我们认为还需要其他信息来确定是否需要进行修复性干预，并且这不能仅基于指标评分。

在选择最合适的治疗方法时，BEWE指南由于无法提供相应的信息或帮助，而无法为临床治疗恢复严重磨损牙列的方法提供适合的方法。这可能反映出缺乏对修复方法的共识（尽管此后Loomans等已经发布了有关适当处理此类病例的指南）[13]。

为了帮助解决如何根据观察到的牙齿磨损严重程度，选择最佳的修复方法恢复已磨损牙列的问题，Vailati和Belser基于他们对上前牙的临床观察，引入了前牙临床酸蚀症分类（ACE）[21]。

该分类系统，不仅可以评估硬组织缺损的严重程度，而且可以为临床医生提供有关如何选择适合的方法，修复患牙的指南。如表4.4所示，该分类根据牙本质在腭侧接触区域的暴露程度、切牙切端的长度、剩余临床牙冠的长度、唇侧釉质的保留程度，及牙髓活性将磨损分为六类。表4.4中列出了使用"三明治"方法，该方法是先使用树脂基质材料治疗腭侧面的缺损，然后再使用唇/颊面瓷贴面恢复外形。应当注意的是，该指南不是基于临床的证据，因此需要进一步的工作来证实所建议方法的效果及其各自的治疗结果。

表4.4　ACE分类

| 分类 | 腭侧釉质 | 腭侧本质 | 切端长度 | 唇侧釉质 | 牙髓活性 | 建议治疗方法 |
|---|---|---|---|---|---|---|
| Ⅰ类 | 减少 | 无暴露 | 完好 | 完好 | 完好 | 无须修复治疗，预防为主 |
| Ⅱ类 | 咬合接触区减少 | 少量暴露 | 完好 | 完好 | 完好 | 腭侧树脂 |

续表

| 分类 | 腭侧釉质 | 腭侧本质 | 切端长度 | 唇侧釉质 | 牙髓活性 | 建议治疗方法 |
|------|----------|----------|----------|----------|----------|--------------|
| Ⅲ类 | 缺损 | 明显暴露 | 缺失 ≤2mm | 完好 | 完好 | 腭侧贴面（嵌体） |
| Ⅳ类 | 缺损 | 大范围暴露 | 缺失 >2mm | 完好 | 完好 | "三明治"方法 |
| Ⅴ类 | 缺损 | 大范围暴露 | 缺失 >2mm | 明显暴露 | 完好 | "三明治"方法（实验性） |
| Ⅵ类 | 缺损 | 大范围暴露 | 缺失 >2mm | 缺失 | 缺失 | "三明治"方法（高实验性） |

该分类还尝试仅根据牙齿组织缺损的量提供修复性建议。我们认为，这样的方法可能会导致过度治疗，因为在治疗时没有根据牙齿磨损的进展、患者的年龄，以及最重要的是患者对功能或美观的要求来做出治疗的决定。

在2011年，Wetsellar等提出了TWES，其中包括基于模块化的方案，其目的不仅在于克服上述指标的某些局限性，而且还提供一种可以灵活地实现初级治疗和转诊的模块化评估系统[5]。虽然完整描述TWES模块超出了本书的范围，但值得一提的是，筛选方案中的一部分包含筛选工具，作为该工具的一部分，将口腔分为六分区（如上所述），分别进行2次筛查，第1次筛查是对咬合/切牙表面的筛查，并使用5级等级量表评咬合/切牙分级量表进行分级：

0　无磨损

1　只限于釉质磨损

2　磨损暴露牙本质，但牙冠高度缺损少于1/3

3　磨损超过牙冠高度的1/3但不到2/3

4　磨损超过牙冠的2/3的高度

接下来是腭侧，也就是六分区中2区的评估（基于其增强发音作用的前提），但是现在使用了3级等级量表非咬合/非切端分级量表：

0　无磨损

1　只限于釉质

2　暴露牙本质的磨损

与BEWE中不同的是，若干个人六分区分数不相加。

总而言之，已经提出了若干指标来量化当前的牙齿磨损（TW）的程度。上面讨论了最受欢迎的方法（TWI、BEWE以及3级等级量表和5级等级量表评量表），当然也有许多其他不常见的分类方法，显然有必要建立一个可以被普遍认可，具有局限性更小的指标（特别是在诊断标准和分级的有效性、牙本质暴露的相关性和诊断方面）[22]，对帮助规划后期治疗需求起到良好的修复效果。

临床指数通过将磨损量表示为数字来帮助牙齿磨损的定性和定量，但是指数与修复性治疗建议的相关性有限，甚至可能导致过度治疗。

## 4.4 结论

牙医可以通过多种方式来定性和定量牙齿的磨损。尽管目前尚无普遍接受的标准，也没有达成普遍接受的指数共识，但重要的是要努力尝试准确诊断患者任何已经存在的磨损和范围，告知患者，并制订/提供满足他们医疗保健需求的治疗计划。将来随着口内扫描仪使用趋势的增加，可能会为牙齿磨损的诊断和进展监测，提供一种有效的椅旁工具[22]。

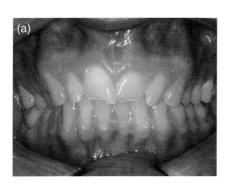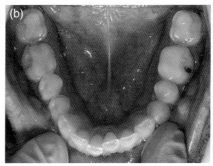

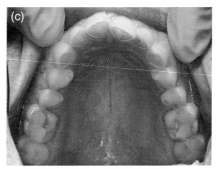

图4.1 检测牙齿磨损的照片。（a）牙齿唇面咬合照；（b）下颌咬合照；（c）上颌咬合照。

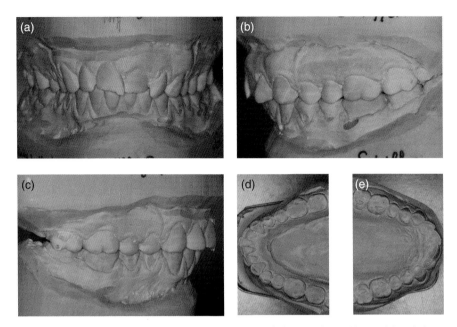

图4.2 图4.1中患者的石膏模型。（a）模型正面咬合照；（b）模型左侧面咬合照；（c）模型右侧面咬合照；（d）模型下颌咬合面；（e）模型上颌咬合面。

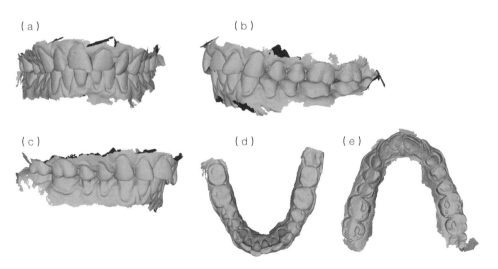

图4.3 图4.1和图4.2中患者的数字扫描。（a）牙齿正面咬合照；（b）牙齿左侧面咬合照；（c）牙齿右侧面咬合照；（d）下颌咬合面；（e）上颌咬合面。

纳入           回访3年           回访5年

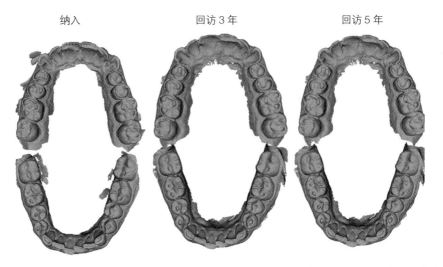

图4.4 连续数字化扫描检测牙齿磨损（TW）。44岁男性患者。5年后，牙齿磨损的发展导致功能性问题，因此开始了修复治疗。

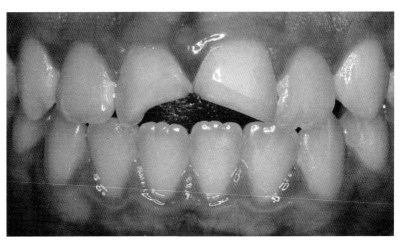

图4.5 上中切牙局部牙齿磨损（TW）。该患者的牙齿磨损病因是外源性化学物质。患者习惯于使用舌和吸管饮用酸性软饮料。

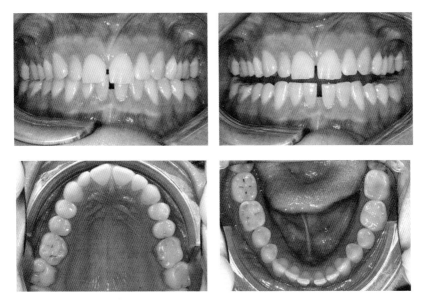

图4.6　广泛性轻度牙齿磨损（TW）。

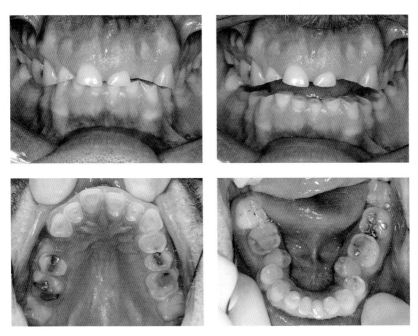

图4.7　广泛性重度牙齿磨损（TW）。

## 第5章
## 临床上与牙齿磨损相关的咬合问题
## Clinical Occlusion in Relation to Tooth Wear

## 5.1　简介

第3章阐述了与临床咬合有关的某些关键因素，包括：
- 对牙齿磨损（TW）患者进行咬合评估
- 建议咬合检查（包括口外和口内因素）
- 采用关键术语，对各种常用下颌位置进行描述

当计划进行修复治疗时，其总体目标是获得可预期的功能修复的结果，本章重点在于介绍临床咬合治疗中更相关的因素，主要涉及以下几个方面：
- 理想咬合的概念
- 制取研究模型和咬合记录进行咬合分析
- 何时采用保守性的修复方法
- 何时以及如何采取咬合重建的方法
- 咬合面安装修复体：Dahl概念

## 5.2　理想咬合的概念

在一开始就区分理想𬌗与正常𬌗的概念可能是有意义的[1]。根据Davies等[2]的研究，可以在3个层面上描述咬合方案：
- 牙齿
- 关节
- 患者

*Practical Procedures in the Management of Tooth Wear*, First Edition. Subir Banerji, Shamir Mehta, Niek Opdam and Bas Loomans.
© 2020 John Wiley & Sons Ltd. Published 2020 by John Wiley & Sons Ltd.
Companion website: www.wiley.com/go/banerji/toothwear

　　为了满足理想咬合方案的标准，每个层面都需要大量精确的特征以满足整体机械和神经肌肉的要求。这些特征已在表5.1中列出。应该注意的是，关于这一意识形态概念的大部分信息都是基于临床观点。

　　相反，不正确的咬合方案被认为是在进行检查时，根据呈现的临床体征和症状就已经提示存在了咬合的功能障碍，此类体征和症状可能包括[2]：

- 颞下颌关节（TMJ）功能异常/障碍
- 咬合创伤
- 复发性牙齿和/或修复体折裂
- 牙齿敏感和/或牙齿表面大量缺损

　　然而，没有上述任何迹象或确实存在理想咬合（如表5.1所示）的患者也很常见，这时诊断不正确咬合可能是不合适的。在这种情况下，虽然患者可能有某种程度牙齿磨损的迹象并缺乏理想的咬合，在诊断是否存在错误的咬合时，甚至尝试进行有损性治疗以实现机械稳定时一定要谨慎。

表5.1　**理想咬合的特征**

1. 在牙齿水平
- 多点同时接触
- 无牙尖倾斜接触
- 与牙齿长轴一致的咬合接触
- 在下颌引导过程中顺滑，尽可能浅覆𬌗覆盖
2. 在关节水平
- 正中关系（CR）时存在正中咬合
- 在正中关系中自由运动
- 动态运动时无任何后牙干扰，前牙提供前导
3. 在患者水平
- 适合患者当下神经肌肉耐受性的咬合方案

资料来源：选自Davies[2]。

　　从实用的角度来看，大部分牙医在修复重建时经常使用交互保护的咬合方案（MPO）[3]的概念，或者实际上也作为指示机械稳定的基线。MPO方案包括以下内容：

- 在牙尖交错位（ICP），后牙轴向负荷时前牙咬合轻接触，后牙有效保护前牙免受过度的咬合负荷[4]
- 在下颌运动（前伸和侧移）期间，前牙（包括所有6对前牙）提供引导，

最终后牙分离，保护后牙受到不必要的非轴向力[3,5]

- 在咀嚼过程结束时，只有后牙接触，为垂直闭合和下颌返回到ICP[5]提供了止点
- 正中关系（CR）与ICP[5]重合

功能性咬合中其他可能的特征包括：

- 在后退接触位（RCP）[6]中双侧后牙接触
- 当髁突处于CR时，所有牙齿咬合接触的强度都相同
- 从RCP到ICP滑动不超过1mm，无任何侧向偏移[4]
- 在前导/前伸运动期间分担/均匀咬合接触，前导与功能性边缘运动相协调
- 尖牙引导/尖牙保护咬合，这是一种相互保护的咬合形式，其中上下颌相对尖牙的垂直和水平覆𬌗覆盖可以确保在侧向移动期间后牙的分离，在失去尖牙引导（或尖牙可能不适合引导时），有计划的组牙功能𬌗，进行侧向移动期间没有任何工作侧或非工作侧咬合干扰

在进行修复重建时（作为重建侧向引导的一种手段），从技术/临床角度来看，与工作侧由多个后牙提供下颌引导（组牙功能𬌗）相比，尖牙引导的咬合模式相对更容易完成，特别是在确保适当避免工作侧和非工作侧对侧向移动的干扰时[7]。事实上，尖牙（健康、形态和骨骼支撑良好）更适合吸收咬合力的作用，依据：

- 有利的冠根比
- 牙根形态（牙根相对较长，牙根表面积相对较大，牙周韧带附着和牙周本体感受器水平相对较高）[7]
- 典型尖牙临床牙冠的解剖形态，通常呈现腭侧凹面，提示非常适合在动态运动过程中引导下颌骨的运动[7]
- 在牙弓中的位置增加了骨支持，起到了基石的作用
- 它们与支点（即TMJ）有利的距离，有助于抵抗在受力点与支点之间的距离减小时，可能遇到的不必要的杠杆力

然而，应该指出的是，没有实质性证据支持尖牙引导𬌗优于任何其他形式的咬合方案（例如组牙功能𬌗）的观点[8]。

Eliyas和Martin[7]建议，应将交互保护𬌗或尖牙保护𬌗视为牙齿磨损患者适当和理想的治疗终点。本章以及第8章、第9章和第12～第14章讨论了在对严重牙齿磨损进行修复重建时，可提前将上述特征纳入患者咬合方案设计。

## 5.3 制取研究模型和咬合记录进行咬合分析

### 5.3.1 研究模型、咬合记录以及𬌗架的选择

在计划修复磨损牙列时，准确和高质量的研究模型非常重要。其作用包括[9]：

- 在没有软组织/肌肉干扰的情况下对咬合进行评估
- 进一步分析患者咬合模式的静态和动态特征
- 在修复体和/或义齿制作和设计过程中规划修复性治疗方案

为确保研究模型的准确性，应使用硬制印模托盘（例如金属轮辋锁托盘或定制托盘）制取印模（图5.1）。尽管藻酸盐可用作合适的印模材料（图5.2），但最好使用高质量、尺寸精确的藻酸盐或加成型硅橡胶（PVS）基材料。在任何情况下，都要确保严格遵循厂商关于材料的比例，混合材料的方法，印模消毒、储存和灌注的说明。虽然使用硅橡胶材料还可以延期灌模/复制模型（无须使用模型复制技术），但当使用较硬的材料（例如硅橡胶）时，必须适当地进行倒凹充填，并确保解剖结构和托盘内表面之间有足够的空间，以避免印模材料和托盘被卡死在患者口内。

应使用抽真空混合 Ⅲ 型石膏灌模[10]。收到模型后，应检查模型是否有任何明显变形（如果ICP稳定且易于识别，在验证单个模型和/或简单𬌗架时，以上都是需要特别注意的）。任何明显的缺陷（例如灌模时气泡和/或底座后缘接触）都应该小心地消除。但是，如果此过程导致咬合记录错误，则应重新取模。有时，直到尝试按照已获取的咬合记录（使用相对坚硬和准确的材料）对位模型时，例如在面弓转移中，𬌗叉上的咬合记录材料或制取口内咬合记录时才会注意到模型的错误，下面将进一步讨论[10]。

市场上有各种各样的𬌗架[11]。在为患者制订治疗计划时，通常涉及对现有咬合模式的改变，这时就需要在口外环境（尽可能）中研究、记录并最终复制下颌骨的动态运动。为此，通常认为使用Arcon半可调𬌗架（髁突元件位于𬌗架的下部构件上，类似于解剖结构，而不是非弧形装置）是适合的[4]（特别是在常规牙科实践环境中）。全可调𬌗架将允许对𬌗架进行编程，使用侧方和前伸咬合记录来设置髁导角度、Bennet角（渐进侧移）和瞬即侧移（Bennet运动），这与后牙修复体形态设计是息息相关的。

### 5.3.2 面弓记录

把研究模型安装到半可调𬌗架上时，面弓记录通常是开始的第1个步骤。面弓（也称为铰链弓）是一种刚性但可调节的装置，可将上颌咬合面与解剖参考点相关联[12]。面弓记录的主要目的是将上颌模型安装在𬌗架上，此外，面弓还测量了髁突之间的宽度，称为髁间宽度，这对于后牙修复体的形态设计（它们应该是治疗计划的一部分）具有进一步实际的指导意义。

通常，在面弓记录时会选择两个参考点：一是后参考点，通常是末端铰链轴，它是在下颌髁突（与𬌗架的髁元件相关）之间延伸的假想线；二是前参考点，它可因咬合装置不同而有差异。在后续治疗中，前后部参考点都应该是可复制的。典型的前参考点包括鼻根点或眼内眦点。

面弓通常分为静止面弓或运动面弓[5]。尽管静止面弓不能与末端铰链轴准确相连，但是它们仍适用于大多数常规的牙科修复，因为其将末端铰链轴的位置近似为常规外耳道的位置（根据定义这是错误的），以外耳道为参考点的面弓通常称为耳弓。

相比之下，使用运动面弓可以更准确地确定末端铰链轴。在𬌗架上精确复制下颌开闭口运动时，例如涉及改变现有的垂直和水平咬合关系的复杂咬合重建，则更有意义。

面弓叉或𬌗叉是一种使用各种不同的介质/材料记录上颌𬌗面的设备。这些材料应具备尺寸稳定性、合适的工作时间和易于操作等特点。通常的记录材料包括Brown Impression Compound、Greenstick、PVS咬合记录材料［例如 Stonebite（Dreve Dentamid GmbH，德国）和Blue Mousee（Parkell Inc.，美国）］或超硬蜡［例如Moyco Beauty蜡（Moyco工业，美国）］。

然后将使用𬌗叉获得的记录插入面弓，获得所需的记录。

接下来以Denar Mark Ⅱ系统（Whipmix，KY，美国）面弓为例描述Denar Slidematic面弓记录的程序[13]。这是一个静止面弓的系统，其𬌗架是Arcon半可调节𬌗架。该系统在国际上广泛应用于临床，被大多数技工室和牙科技师所熟悉。

面弓记录程序通常从使用Denar Slidematic面弓套件中的参考点指示器开始，由此识别并标记面弓转移的前参考点。从患者右中切牙或侧切牙的切缘到右眼内眦（角）43mm。对于无牙颌患者，参考息止颌位时上唇下缘的位置，也可以测量和记录该参考点与其右眼内眦之间的距离，以防前参考点因拔牙或修复治疗其中一颗参考切牙而丢失。

然后将记录上牙弓咬合面的材料涂布在𬌗叉的表面上。使用蜡或印模膏等热塑性材料时，应仔细检查材料的温度，以免烫伤患者的嘴唇和面部。

将𬌗叉置于患者口内，小心地在上颌牙尖上方居中放入，轻轻按压以获得印记。部分治疗方案提倡指导患者轻咬咬合记录材料，𬌗叉上的锁环最好与患者的中线对齐（如附件里的视频演示所示）。总体目标（根据厂商的说法）是牙尖产生"轻微的咬合印记"，避免穿通[13]。不过分强调记录每个牙尖的印记，只要获得的印记能够使上颌模型准确、稳定就位即可。非常浅的咬合记录不能准确和再现模型就位。相反，太深的记录也不能准确重新定位，因此该咬合记录不是牙齿的精确复制。

当使用蜡或印模膏（例如Brown Impression Compound或Greenstick Composition，Kerr，美国）时，建议使用三用枪冷却材料，然后将记录从患者口内取出；并在冰水中冷却咬合记录材料。使用加成型硅橡胶（polyvinyl siloxane，PVS）时不需要此操作。由于使用放置在𬌗叉两侧的食指支撑重新就位的𬌗叉时存在摆动，所以应仔细评估并再就位咬合记录，以评估其准确性和稳定性。如果咬合记录存在干扰，例如凹坑和裂缝，则应在重新就位模型之前使用手术刀仔细修剪。如果咬合记录（金属𬌗叉暴露）有任何穿孔，模型将无法准确就位，在这种情况下，需要制取一个新的咬合记录。

在面弓记录之前，将上颌模型提前准备好是一种很好的方法。这将允许临床医生检查模型是否可以准确、可靠地进入𬌗叉的印记中，同时验证研究模型的准确性。如果出现错误，建议重新制取新的记录。Patel和Alani[10]描述了使用单独的𬌗叉记录下颌牙弓以验证模型准确性的方法。

下一步，需要患者一定程度的帮助。将𬌗叉就位时，指导患者将拇指放在𬌗叉下面，或使用一对棉卷抵住下后牙的咬合面来支撑𬌗叉，然后告知患者轻咬。

咬合平面参考针固定在面弓的下侧，然后松开Denar Slidematic面弓上的所有关节。将标记为2的万向关节朝向患者面部滑入𬌗叉的突出端。万向关节位于患者右侧的轴上。然后将双侧耳塞放入患者的外耳道（类似于听诊器）。也可让牙医助理在操作者背面辅助入耳球的就位。如果选择使用棉卷辅助支撑𬌗叉，则可能需要患者自己放置入耳球，特别是如果放置很困难和/或不舒服时，可能与耳朵的高度略有不同有关。

接着小心松开定位前参考针，使其指向之前标记的前参考点。然后将面弓向上或向下滑动，使参考指针的尖端接触参考点；此时面弓体部应与Frankfort平面平行。然后拧紧关节锁1上的螺钉（垂直参考针），而关节锁2上的螺钉用作水平参考针。此时，夹子上的数字1和2应朝向操作者的这边。接下来应拧紧关节和夹子，直到咬合记录设备牢固为止（图5.3）。

在面弓的上表面有一个刻度，记下这个测量值是很重要的，它可以作为髁间宽度的指示，这也可用于定位𬌗架的髁柱。

最后，松开卡钳螺钉，小心地从患者的外耳道上取下面弓，并将整个装置从患者的口腔中取出并进行适当的消毒。面弓和𬌗叉组件可以分开并小心运输。

然后根据所使用的设备将组件转移到𬌗架（部分或全部）。上颌模型放置在咬合记录上，这与𬌗架上的末端铰链轴有关，并使用合适的石膏将模型连接到𬌗架的安装板上。

### 5.3.3 记录口内咬合关系

精选准确的颌间咬合记录可将上、下颌模型的咬合面进行关联，从而允许在𬌗架上安装一组相互关联的模型。咬合记录通常采用以下形式：

• 牙尖交错位咬合记录

• CR记录

• 侧方/前伸咬合记录

根据定义，牙尖交错位咬合记录，记录了咬合面最大限度地咬合在一起的位置。然而，正中关系（CR）位记录旨在记录当髁突位于关节窝中最前最上方的位置时下颌弓与上颌弓的关系。在正中关系（CR）位时（如第4章所述），下颌的开闭运动在最初的几毫米内以旋转方式（与平移相反）发生，并且与𬌗架上髁突外侧的旋转运动相对应。

也可将侧方移动和/或前伸的下颌记录与CR记录结合使用，以便对𬌗架上的髁导进行定位，这将与关节盘中髁导运动的解剖极限范围有关。

### 5.3.3.1 记录牙尖交错位

在咬合稳定的情况下，通常会制取牙尖交错位的咬合记录进行上𬌗架，在进行相对简单的修复时，符合现有的咬合方案，反而，若为此目的使用在CR位上𬌗架可能会导致不良的咬合干扰。

对于咬合面相互关联的患者，可以很容易地确定牙尖之间的位置，通过将适量的咬合记录材料[例如加成型硅橡胶（PVS）咬合记录）]放在干燥的咬合面（例如牙体预备的咬合面）或双侧后牙咬合面来获得牙尖交错位的咬合记录。也可以使用其他材料，例如Moyco Beauty蜡或冷固化的丙烯酸树脂，Duralay（Reliance Dental Manufacturing Co. Worth, Illinois, 美国）、Palavit G（Kulzer）或Trim（Bosworth, 美国）。但是，关键区域的咬合记录应尽可能接近零厚度。

一旦选定的记录材料均匀地放置在患者的咬合面上，应要求患者将他们的牙齿在最合适的位置进行咬合，但有时这个过程对某些患者来说可能很困难。咬合记录制取成功后，应小心的将其从牙面上取下，并用于后续的模型上𬌗架。

上𬌗架模型的精度可以通过使用超薄铝箔咬合纸来确定。口内确定的接触点应与模型上的接触点保持一致（图5.4）。如果不一致，表示可能存在差异。如上所述，评估模型是否有石膏结节或修剪不当非常重要，尤其是在基底部区域。

对于部分的患者，理想情况下需要制作丙烯酸基托支持的蜡𬌗堤制取咬合关系。

### 5.3.3.2 记录CR位置

CR记录[与牙尖间交错位（ICP）不同]是不受任何既定的牙齿接触位置影响的。CR记录在文献中通常被称为固定且可复制的咬合记录；固定是指固定的解剖位置（独立于咬合面），该位置可在患者的髁突和𬌗架的髁突固定位置之间再现（髁突的旋转运动将在相应的𬌗架关节突上重复）。

在制取研究模型时提倡CR记录，从而评估RCP，有时也称为正中关系咬合接触点（CRCP）、后退轴向位（RAP）或终末铰链轴位（THP），这些位置是下颌处于CR时牙齿接触的第1个点。否则，在患者存在软组织和保护性神经肌肉反射的情况下，评估RCP就可能非常困难。

大约90%的患者存在RCP和ICP之间的滑动［ICP位于CR上前方（1.25±1.0）mm］[14]；在CR上𬌗架的模型很容易证明这一特征的存在（如果存在的话）。在这个阶段任何过早的牙齿接触，称为偏斜接触（将引导患者的下颌骨从CRCP到ICP），这也是确诊任何咬合矫正的前提（在开始复杂的修复治疗计划之前）。

对于病理性牙齿磨损患者（特别是当可能需要进行积极的修复干预时），确定RCP是有帮助的，原因如下：

- CR是一种独立于牙齿接触的下颌位置（由于TMJ囊和相关囊韧带的无弹性性质，已发现CR可在0.08mm内重复）[15]。在进行复杂的咬合修复时应用此位置似乎非常合理，因为它不仅在牙弓之间（包括计划增加OVD的情况）提供可重复的参考点，而且还可以用作患者和𬌗架间相对稳定的可复制位置。在这个位置，髁突的运动是一个简单的铰链运动，这个铰链运动是这里的第1个运动，可以被转移到𬌗架上。

- RCP和ICP之间的差异可能会导致一定程度的咬合间隙（在垂直或水平维度上），可用于在咬合重建时放置修复材料，并有助于减少增加咬合空间的需求或需要进行牙齿大量的预备来提供修复空间，具体将在后续第9章和第10章详述。

- CR可用于制作全覆盖𬌗板，用于矫正副功能咬合习惯（可能导致牙齿磨损），保护已大面积修复的牙列，并作为广泛性牙齿磨损患者的修复方法，该𬌗板是一种临时的、可拆卸的、理想的咬合治疗方法（代表修复体所需的终点），能以最微创的方式试错机体的耐受性。用于治疗牙齿磨损𬌗板的作用将在第7章中进行深入讨论

当通过间接修复的牙齿在CR位咬合是早接触点时，也可以考虑制取CR记录，将其复制到最终修复体上，或者作为评估RCP到牙尖交错位ICP可能的变化过程，单独一颗牙齿的早接触对于进一步的全咬合负载过程可能不是最理想的。

为了获得CR的记录，需要定位CR。然而，通常由于保护性神经肌肉反射（这可能在具有副功能习惯的患者中遇到）以及咬合不协调的存在，这并不是一个简单的问题[10]。Wilson和Banerjee[16]描述了其他影响CR定位（和记录）的因素包括：

- 患者（协作性、对过程的理解、放松状态和体位）
- 医生的经验和受训水平
- 咬合记录的材料和方法
- 记录时间
- 下颌引导
- 神经肌肉调节
- 咬合记录的处理和保存

文献中描述了许多指导医生的方法，用于将髁突（对于有牙列的患者）手动引导到记录CR的所需位置，包括[16]:

- 颏点引导法
- 三指颏点引导法
- 外力引导CR记录法
- 双手操作法

Dawson[17]所描述的双手操作技术在文献中经常被提倡，并值得进一步推广。使用这种方法时，患者仰卧位平躺在牙椅上，操作者直接坐于其正后方。操作者双手的无名指和小拇指分别放在下颌角的后面和前面，使髁突位于前上方。中指放在下颌骨的下缘上，食指位于中线颏下，拇指放在正中联合外侧[16-17]。

然后应指导患者放松下颌，并让操作者控制下颌运动。下颌骨应该以最小的力量缓慢而轻柔地向上和向后运动。向上运动幅度应逐渐增加，直到第1个咬合接触点。如果操作正确，下颌骨将沿其收缩的闭合弧线运动。可以将手指插入患者的外耳道来触诊髁突的这一部分。重要的是避免使用较大的力量，这会在不经意间将下颌骨向后向下平移运动，最终导致错误的咬合记录和患者不适（导致对施加的负荷产生阻力）[16]。

询问患者是否知道在CR中牙齿接触的第1点发生在下颌的哪一侧也很有意义，然后要求患者将牙齿慢慢咬合在一起，操作者注意下颌滑入牙尖交错位ICP的方向[12]。标记牙齿接触的第1个点，最好使用两种不同颜色的GHM咬合指示纸（Hanel GHM Dental，德国）和Shimstock咬合锡箔纸（使用米勒钳或蚊式钳夹持）。

对于更复杂的病例，使用常规的方法定位正中关系（CR）时，可以使用前牙去程序化的设备，其通过使牙齿分离提供前参考点/止停点以帮助在记录过程中稳定下颌骨，来克服由牙齿接触引发的神经肌肉反射[16]。为此，可以指导患者咬住棉卷，确保所有的牙齿都分开（有效使用最小距离的咬合记录）或一组木制调拌刀（压舌板法），在进行咬合记录之前，建议将牙齿分离10～20分钟（让本体感觉暂停输入）[16]。

　　商品化的设备可能为前牙去程序化提供更好的选择。一个常用的设备是Leaf Gauge（Huffman Dental Products LLC, OH, USA）（图5.5）。常规由0.1mm宽的薄塑料条组成，放置在前牙区，逐层添加，直到当患者轻轻咬下时有后牙分离的迹象。一旦CR被定位，咬合停止即可使用直接树脂复合材料来记录和重新定位该位置。笔者经常使用这种技术。

　　然而，对于某些患者，可能仍然难以定位CR。在这种情况下，选择一个前牙去程序化的设备是合适的，例如Lucia Jig。

　　Lucia Jig实际上是一种前牙𬌗板/去程序化设备，由Lucia Jig于1964年首次创立，传统上使用自固化的丙烯酸树脂（例如Duralay、Palavit G或Trim、Bosworth）制作。如图5.6a所示；在此病例中，Jig在患者到达之前已经准备好，且在口外模型上加工，避免聚合产热，若在口内加工时，可能会使某些患者感到不舒服。

　　Lucia Jig的外形仅覆盖上腭软组织，并具有40°～60°的倾斜度[16]，在提高确定CR的效率方面，Lucia Jig的另一个优点是能够进行哥特式弓描记，具体操作如下：引导患者在原位使用Lucia Jig进行侧方和前伸运动，并在Jig和下颌切牙之间放置一张咬合纸。从下牙列中选择一个点在Jig上绘制图案（通过选择性调整Jig或在下切牙上放置一个添加少量流动树脂复合材料制成的小描记笔来消除对其他牙齿的影响，确保在患者离开前移除描记笔）。并最终在Lucia Jig上描记出一个类似哥特式弓的拱形图案印记，拱形的顶点表明下颌骨处于后退松弛位置（图5.6）。

　　Wilson 和Banerjee描述的其他有助于定位CR的技术包括[16]：

• 数字化测绘描记仪
• 使用电动颌部肌肉刺激装置帮助实现肌肉放松，即肌监控仪（Myo-monitor）

　　对于在原位放置肌松装置超过30分钟后仍不能定位CR位的患者，可能需要使用适当外形的全覆盖丙烯酸基稳定𬌗板，如第7章所述。

　　确定了CR位后，一定要记录下来。目前最常用材料是基于PVS材料的咬合记录或超硬牙蜡，例如Moyco Beauty蜡。当计划使用后一种形式的咬合记录材料（蜡记录）时，要在患者到达之前准备好咬合记录。对于咬合蜡记录，其轮廓应超出颊尖顶约5mm，并使用至少两片紧密贴合的蜡。一些操作者会在两层之间放置一层胶水来支撑咬合记录。

如果需要使用Lucia Jig（或替代装置），可以在蜡片的前部切出一个凹槽，以便同时放置咬合片和Lucia Jig。患者咬合到达CR位后，蜡记录应重新软化并放置在上颌咬合面上。应轻压咬合记录在牙尖产生浅凹痕，然后引导患者的下颌骨到CR位以形成下颌牙尖的浅凹。然后使用三用枪和水冷却蜡片，取出时，应仔细检查咬合记录，确认无任何穿孔迹象。用冰水冷却咬合记录后再次放入口内就位，以验证记录的准确性。一些操作者选择使用诸如Temp-Bond（Kerr，Orange，CA，USA）之类的材料来改进咬合接触。

接下来应检查CR记录在模型上是否贴合，应避免挤压咬合记录。使用诸如蜡之类热塑性材料的一个明显缺点是冷却变形。为了避免在冷却和/或转移到牙科技工室时出现变形，在咬合记录的一部分上涂抹氧化锌丁香酚糊剂（例如Temp-Bond）可能会有所帮助；有时候局部的破裂可能说明存在误差。

对于部分牙齿缺失或无牙颌的患者，需要将蜡堤安装在稳定（最好是为刚性）的基托上，并将基托准确复位于模型上。

然后使用CR记录将下颌模型对位上颌模型上𬌗架，尽可能快的将下颌模型上𬌗架，以避免变形风险；事实上，许多临床医生在完成咬合记录后会立即在技工室进行下一步的操作[10]。

### 5.3.3.3　前伸𬌗和侧方𬌗记录

临床上，记录侧方𬌗和前伸𬌗的方式似乎缺乏客观明确的方法。虽然有些人主张将患者的牙列视为一个整体，使切牙和尖牙到达切对切的位置（分别代表前伸𬌗和侧方𬌗的位置），但在笔者看来，鉴于这些记录仅代表牙齿的位置，关节窝内的髁突运动记录却独立于牙齿。

在记录前伸𬌗和侧方𬌗前，需要准备类似于上述CR咬合记录蜡，并在工作侧附加一层蜡（考虑到进行动态运动时牙齿分离的距离）[5]。术者可以帮助患者引导其下颌骨在允许的功能范围（超出此范围，患者可能会表现出不适）内进行前伸和侧方运动。

首先，让患者以舒适的姿势仰卧并放松下颌骨，然后在没有咬合干扰的情况下引导下颌骨侧方移动。在侧方位支撑下颌骨时，可以在偏移侧的尖牙区使用一些复合材料来定位该位置（无须用酸蚀剂或粘接剂处理牙釉质），使现有牙齿不接触。随后，使用此复合材料为引导，告知患者咬合，并放置诸如软化咬合蜡之类的记录材料，然后记录下颌骨此时的侧方位置，在对侧重复该过程。这些左右侧方位记录还可用于确定下颌前伸时髁导的角度。本章附带的视频资源说明了该技术在患者身上的使用方法。

然后，附图演示的一部分内容，讲述了如何放置Leaf Gauge和/或Lucia Jig，这些资源有助于临床医生获得连续稳定的咬合记录，但这仍然充满挑战性[3]。

最后，验证上𬌗架过程的准确性很重要。通常将临床口内咬合观察的结果与上𬌗架后使用Shimstock咬合锡箔纸（厚度应为8μm）验证的结果比较来完成。如果出现差异，可能需要在临床上重新检查咬合，必要时要重复获取CR记录，重新安装下颌模型。笔者主张采用多个（3～5个）CR记录进行比较，选择最合适的咬合记录上𬌗架[10]。

## 5.4 何时采用保守性的修复方法

对于磨损牙列进行修复的保守性方法包括在原有咬合形式不改变垂直距离和现有牙尖交错位[7]的情况下，以原有的咬合方案为基础，对受损的牙齿进行修复，但此方法对于以下情况并不适用[2,18]：

- 垂直距离增加
- 牙齿严重错位，功能和/或美观不可接受
- 咬合功能异常，包括由于潜在咬合原因导致现有修复体反复失败、脱粘或断裂
- 咬合创伤（软组织或牙周）
- 在𬌗板治疗有效的一段时间后，颞下颌关节紊乱复发

在牙齿磨损的情况下，由于牙槽骨代偿性增生，常会伴随着冠方牙体组织的缺损，以维持正常的咀嚼功能[19]，保持与对颌牙正常的咬合接触，这时几乎没有咬合空间来容纳修复材料，也无法修复病理性缺损的牙齿/牙齿表面。

因此，若要获得所需的咬合间隙，可以通过以下任一方式实现：

（1）将修复体置于咬合面上（通常使用微创技术），包括计划增加OVD和/或采用重新定位咬合的方法（利用RCP和ICP之间可能存在的任何空间）来修复。

（2）牙体组织预备以创造所需的空间（在牙齿磨损的情况下也可能需要修复前处理，例如齿冠延长，这将在第14章进一步讨论）。

虽然第2种方法更符合简化治疗的原则，但一般不主张将其作为首选的治疗方式[20]，特别是近年来口腔粘接技术、临床咬合认识、新型牙科材料的快速发展，当然还有对侵入性牙齿预备（尤其是在某些情况下牙齿组织严重缺损的牙齿中）引起的生物学后果的考量，具体内容将在第10章详细讨论。

除非以下情况，否则不太建议在磨损牙列的修复中使用简化的方法：

• 在局部牙齿磨损时，ICP具有所需的咬合间隙（如受影响的牙齿与对颌牙无接触，如开𬌗或磨损超过牙槽骨代偿），且ICP在整体上是稳定的

• 在局部牙齿磨损时，由于无法获得足够的咬合空间无法进行直接修复或修复时容易失败时，需要进行牙体预备来获得足够的空间（前提条件是该牙齿不是在CR位时的第一咬合接触点）

• 在广泛性牙齿磨损情况下，由于RCP和ICP之间没有差异，因此不存在天然的间隙，但可以获得2~4mm的生理息止𬌗间隙（有关详细信息，请参阅第13章）

• 在轻微磨损的情况下，可能需要进行修复性干预

从临床操作的角度来看，当采用简化的修复方法时，必须留下足够的参考点以确保新修复体确实可以重复现有的咬合方案。

应制作一组研究模型，进行面弓记录，必要时记录ICP以及侧方𬌗和前伸𬌗记录（根据第5.3.3.3节），并将模型按照此关系安装在半可调𬌗架上，为了保持相关的咬合参考点，在不同的复诊时间内，进行选择性的牙齿预备（计划大范围修复时）和/或在牙体预备后，在ICP位置，将稳定的咬合记录材料（将PVS咬合记录材料或自固化丙烯酸树脂）注入相对应的牙齿之间，即可获得ICP记录，然后可以将工作模型安装在相应的预先安装好的研究模型的𬌗架上。

如果受损的单颗牙齿/多颗牙齿能够参与提供下颌的引导，则可以准备个性化切导盘（有时也称为前导盘或切咬盘[4]）以"复制"咬合和引导面的

特征，从而记录所需的动态咬合[2]。技术细节如下[10]：

（1）如上所述，预先确定的修复模型应正确安装在半可调𬌗架上。

（2）𬌗架切导针应升高约2mm。

（3）切导针的尖端应涂上一薄层凡士林（作为分离剂）。

（4）应根据厂商的说明混合适量的自固化丙烯酸树脂，当材料处于面团期时，将材料转移到切导盘上。

（5）在丙烯酸材料仍在固化的同时，移动𬌗架的上颌体部，使切导针在材料中向后或从一侧移动到另一侧，使切导针的尖端穿过材料，从而模拟前牙引导和前伸运动。这样，就会制作一个在动态运动期间，在𬌗架上完成的前伸和侧方运动记录的切导盘。

（6）一旦制作完成，重要的是要验证切导针是否与固化的材料形成明显的接触（从而确保获得稳定的ICP）。可以使用一段Shimstock咬合锡箔纸进行检查。

（7）仔细修剪切导盘以去除任何多余的部分，确保不会影响记录的准确性。

（8）现在可以将模型安装在对颌已预先固定的模型上（如有必要，使用牙尖交错𬌗咬合记录）。

（9）个性化的切端引导盘（图5.7）可用于制作最终修复体，使用修复前下颌运动的轨迹记录来确定修复牙齿牙冠的高度、长度和𬌗面的解剖形态[2]。同时，要确保切导针以适当的方式与切导盘保持接触，可以使用Shimstock咬合锡箔纸和GHM咬合纸进行验证。

## 5.5　何时以及如何采取咬合重建的方法

根据Eliyas和Martin的研究[7]，重建的方法"需要在CR位中修复磨损的牙齿，同时增加咬合垂直距离"。继第5.4节之后，这可能是牙齿磨损患者修复重建最常用的方法，范围可能从相对简单的恢复尖牙引导到要求更高的全口修复重建；有关详细信息，请分别参阅第10章和第14章。

为牙齿磨损患者进行修复重建的方法基本的内容包括以下几点：

（1）使用CR记录为模型上𬌗架，同时使用一组适当的前伸𬌗和侧方𬌗记录设置𬌗架。

（2）RCP和ICP之间的差异范围很容易从已上𬌗架的模型中看出，对于某些患者，这些位置之间的空间足以进行修复性干预。事实上，对于重度牙齿磨损患者，通常表现为后牙牙尖缺失和前导磨损/丧失，髁突有逐渐向前滑动的趋势。因此，定位CR位可以起到使下颌骨远移的效果；在修复重建的过程中，获得修复空间是非常重要的[16]。

（3）通过增加咬合垂直距离（通过升高𬌗架上的切导针）来获得最佳咬合功能时修复材料的空间，满足咬合功能的需求，以及患者的美学要求（同时不侵犯正常生理功能范围）。有研究建议，将修复患者垂直高度升高达20～25mm（在相对前牙之间的固定参考点之间进行测量），记录CR位时髁突的位置，显示其仅围绕终末铰链轴进行旋转运动[7]。

（4）确定咬合方案（包括确定美学方案，请参阅第9章）后，相应地准备诊断蜡型以满足美学要求，并提供相应理想的咬合方案，如上文第5.2节所述；总之，要创建交互保护𬌗或尖牙引导𬌗。

（5）接下来，重要的是要确认患者对咬合方案的接受程度。在可能的情况下，尽可能通过微创的方法来进行评估，这样既便于调整，又便于恢复原始状态[21]。过去，对于需要全口重建（表现为广泛性牙齿磨损）的患者，通过使用稳定𬌗板（请参阅第7章）来维持咬合关系的稳定，提供了一个临时、可拆卸的理想咬合方法（在所需的OVD）。

（6）然而，𬌗板的便捷性和依从性可能存在问题。因此，现在已经转向使用粘接修复技术来进行"尝试修复"，该方案从最小的、不可逆的牙齿组织损失着手，通过翻制诊断蜡型的咬合面形态获得PVS导板，并使用此导板来帮助/指导直接复合树脂修复体的完成。

（7）当前随着数字牙科的发展，使用CAD/CAM技术来设计和最终制作间接树脂修复体也可以为临床医生提供替代在口内直接制作临时树脂修复体的方法，其优势将在第14章中讨论。在这种情况下，可以通过增加或减少树脂材料来轻松的调整咬合，直到获得所需的功能和美学效果[21]。

（8）从长远来看，在建立了稳定的功能、美学以及功能的耐受范围后，使用上述保守性方法实施间接修复（虽然这可能会更昂贵和有侵入性，但能获得卓越的美学和机械性能）。

（9）如果开始就计划使用传统固位的牙冠/高嵌体修复（例如患者不适合粘接固位修复，或者牙列已有大量包括冠和固定桥的修复体），这时使用临时修复体将有助于提供一种预先的评估方法（无论是否预先设计了全覆盖咬合稳定板，请参阅第7章）。

（10）在这种情况下，翻制诊断蜡型，用翻制的模型，在技工室中制备真空成型的诊断导板。

（11）在牙齿预备过程中（使用蜡型翻制的导板进一步指导牙体预备，为其提供更精确的参考），使用冠桥树脂材料，用导板加工定制椅旁的直接临时修复体。建议将基牙进行单冠修复，目的是通过实施良好的口腔卫生清理来优化牙周健康，并确定其真正的耐受性，如下详述。

（12）牙科技师可以在已上殆架翻制的模型上进行简单的牙齿预备，并使用间接法制作个性化的"壳型"丙烯酸树脂临时冠，在这些临时修复体中设计咬合止点，后期通过添加合适的材料在椅旁重衬内冠即可。

（13）一些临床医生更喜欢在牙体预备完成后取模，然后利用CR咬合记录进行模型上殆架，并在技工室制作个性化的间接临时修复体，以满足理想的咬合设计和美学需求。当然，上面列出的每种方法都有优点和缺点；如需更多信息，请参阅经典的修复牙科/固定修复学教科书。

（14）在任何一种情况下，都应根据需要进行试戴和修改临时修复体，通过增加或减少直接树脂复合材料，直到获得适当的咬合接触和美观效果。然后使用临时粘接剂粘接修复体。应通过评估以下内容定期检查患者的耐受性和适应性：

- 评估是否是所预期的咬合方案——相互保护，理想情况下使用尖牙引导殆（对于前牙开殆、对刃殆或Ⅲ类患者，这可能具有挑战性）[4]。当然，最终目的是在进行动态下颌运动时，实现后牙分离
- 在前伸殆时6对前牙之间均匀咬合接触是最佳的，在某些情况下（例如下切牙拥挤）[4]，在临床操作中可能很难实现。因此，应尽量避免将前伸引导放在单颗牙上（尤其是上颌侧切牙），但有时也可能需要做出一定程度的让步[4]
- 临时修复体反复折断
- 反复脱粘/松动
- 牙齿松动
- 不适
- 牙髓和牙周并发症

- 咀嚼和发音困难
- 美学效果

（15）临时修复可能需要进行如上所述的调整，直到各方面都满意为止。观察6～8周后，患者自述没有任何症状和体征，对咬合功能和美学效果可接受，即可采用保守性的方法复制临时修复体的形态。对口内原位临时修复体取模，并利用ICP中预设的咬合关系进行上𬌗架，同时使用个性化的切导盘复制临时修复体动态咬合的过程。

（16）金瓷基修复体在基底阶段试戴，以便在最终上釉之前进行调整。

（17）使用临时粘接剂粘接最终修复体，以便进一步评估。

总之，上述方法旨在实现RCP和ICP协调。从技术的角度来看，保守的、简单的方法和重建方法本质上唯一明显的区别是，后者需要一些额外的规划和设计，通过相对容易调整的技术来确定咬合关系，最终获得新的咬合方案。

关于重建咬合，值得注意的是Celenza[22]发现从ICP到RCP的滑动过程将在2～12年重新建立（可能是由于髁突改建的影响，以及修复材料的渐进性磨损引起）。这个发现可能会对尝试恢复到"绝对"精确位置（例如CR位）产生挑战。在尝试准确定位和记录CR时可能出现的大量误差，进一步证明不是绝对意义上的准确（包括印模、上𬌗架、咬合记录、根据获得的咬合记录上𬌗架以及𬌗架设计的局限性），因此预设的CR位可能并不准确[8]。事实上，患者适应变化的能力才可能是最重要的[16]，如下所述，这可能在某种程度上挑战许多传统的关于临床咬合学的概念。

## 5.6 咬合面安装修复体：Dahl概念

对于大多数牙齿磨损患者来说，常会伴随着牙槽骨代偿[19]。这是一种生理补偿机制，可以保证在牙齿组织缺失的过程中仍然有咬合接触，以维持咀嚼系统的功能。然而，牙槽骨补偿的过程会导致咬合空间的丧失（否则会由于牙齿组织的缺损而存在），因此从修复的角度来看，如何提供满足修复材料的空间才是问题的关键。

过去用于牙齿磨损修复的传统方法需要进行不可逆的牙齿预备，以创造满足常规牙冠和高嵌体修复/修复材料所需的空间。然而，已有充分证据表明，为了制作全覆盖间接修复进行大量的牙体预备，不仅会导致牙髓活力的丧失，还会导致牙齿冠方组织的大量缺损[23-24]。在牙齿磨损的情况下，牙齿组织的进一步损失是非常有害的。

虽然在某些牙齿磨损病例中，可以通过重建咬合的方法（通过利用如上所述的RCP和ICP之间的差异）来获得所需的咬合间隙，但是这种方法可能会累及多颗牙齿（通常牙齿不受/相对不受牙齿磨损影响）修复以保持咬合的稳定性。这将进一步增加护理的复杂性、需要长期维护和增加治疗成本。在这种情况下，如果需要避免牙齿预备，可以选择将修复体放置在牙齿磨损的咬合面上，这一概念通常被称为Dahl概念或Dahl现象，其被大量用于局部牙齿磨损患者的修复，这将在第11章、第12章中进一步讨论[25]。

1975年，Dahl等[25]报道了使用钴铬合金制成可摘前牙粭板，由尖牙和前磨牙区域的卡环固定，为位于上颌前牙的牙齿磨损患者创造咬合空间。该装置主要覆盖受影响牙齿的舌隆突部位，将咬合垂直距离增加2~3mm。它的工作原理是：佩戴后使后牙咬合分离，而咬合接触仅存在于下颌前牙和粭板之间。

这个Dahl矫治器连续佩戴几个月，直到后牙重新建立咬合接触。移除矫治器后，上颌前牙列和下颌前牙列之间就形成了咬合间隙，利用该间隙修复磨损表面，无须进一步的牙齿预备。Dahl和Krungstad[26]继续在一系列患者身上使用该装置，发现在大多数情况下，后牙咬合接触的重建发生在4~6个月。然而，后来有人发现，在某些情况下，重建可能需要长达18~24个月的时间[27]。

Dahl概念是指当局部装置或修复体安装于咬合面上，在一段时间内重建全牙弓咬合接触时，观察到的"相对轴向牙齿移动，这一概念被认为是通过一个受控的牙槽骨节段性伸出和压入的过程"。

Dahl和Krungstad[26]发现产生的咬合间隙是通过伸出（40%）和压入（60%）的组合过程发生的，Hemmings等也有类似的发现，涉及髁突的下颌再定位也可能伴随发生[28]。用于描述此概念的其他短语包括轻微轴向牙齿移动、固定正畸侵入、局部咬合间隙创建和相对轴向牙齿移动。相同的原理可以应用到控制后牙移动以创造修复空间[27]。

根据Poyser等的一篇综述，评估Dahl概念有效性的研究中发现其成功率为94%~100%[27]。此外，空间创造的水平似乎始终如一，不分年龄和性别[27]。然而，想要应用这一概念并获得成功的治疗结果，在咬合面安放修复体前提是仔细筛选病例。

据Hemmings等报道，严重的Ⅲ类错𬌗、下颌面部不对称、在CO或CR位中缺乏稳定咬合接触的患者会发生失败[28]。还应考虑缺乏萌出潜力，可能表现出萌出潜力降低的（可能不适合这种干预形式）患者包括：

- 骨性强直
- 种植牙修复
- 传统的固定桥修复
- 前牙开𬌗

在可能患有/曾经患有以下疾病的患者中，Dahl概念的应用应慎用：

- 活动性/曾有牙周病病史
- 颞下颌关节疼痛功能障碍综合征
- 根管治疗的牙齿
- 正畸治疗后（因为咬合的稳定性可能会受到影响）

虽然文献中很少有证据表明可控地伸出和压低的过程与可能的不良反应有关，例如牙髓症状、牙周问题、颞下颌关节功能障碍症状和根尖吸收[27]，活动矫治器患者的依从性一直被认为是真正的核心问题[26]。

为了克服患者依从性的相关问题（以及活动矫治器卡环外露的美学问题），Ibbetson和Setchell[29]发明了一种替代的方法，使用玻璃离子或双固化树脂粘接剂，在活动矫治器构建的咬合抬高处将临时金属固定修复体粘接固位。随着咬合间隙的获得，治疗计划的目标是用传统的间接修复体代替金属固位体。

然而，移除金属修复体可能存在进一步损害已经脆弱、磨损牙齿的风险。此外，为了常规修复而进行的牙齿预备可能会对牙髓状态和剩余牙齿硬组织产生不良的影响。

随着材料技术的不断发展，现在可以在受损的牙齿表面上使用与牙齿颜色相似的材料（例如树脂复合材料）来代替需要粘接固位的金属修复体。这种复合材料修复体可用作中期修复体（尤其是磨损主要是由酸蚀原因引起），并且可以通过最少的干预提供合适的修复方式（尤其是磨损的前牙列），同时在应急治疗时提供令人满意的美学效果。事实上，有一些科学证据支持将修复体放置在咬合面上，以可预测的方式管理磨损的牙列，同时保存牙体组织（图5.8）。这一证据以及在临床实践中采用这个概念所涉及的技术方法，将在第10章和第11章中进一步讨论。

应该注意的是，当使用上述概念时，根据定义，ICP将被改变，因此在咬合面放置修复体的过程将不涉及恢复原有咬合的问题。实际上，在计划和修复过程中，是否能够采用一种"纯粹的"方法来最终获得ICP，且RCP和ICP协调一致（在咬合接触重新建立的阶段）将取决于许多因素。包括：

• 存在的磨损模式，无论是影响单颗牙齿、少数孤立的牙齿还是大量牙齿（例如上颌前段）

• 患者ICP的稳定性

• ICP和RCP之间的实际差异，以及更大范围的咬合重建

一般而言，如上所述最终修复时，应适当考虑牙科材料的特点，以及患者的美观和功能要求（包括咀嚼和发声的舒适度），并同时实现机械稳定。

## 5.7　结论

总而言之，当着手对磨损的牙列进行修复时，尤其是当涉及咬合面时，术者必须充分理解与临床咬合相关的基本理论和实践概念。尽管由于某些概念缺乏科学文献的支持而存在争论，但就一般而言，共识的观点均基于一套合乎逻辑且广为接受的良好实践指南[12]。严重背离这些指南可能确实构成了一种新治疗标准的基础，但是该标准可能远低于牙医的合理治疗预期，因此在被投诉时可能是解释不通的。

虽然不同于传统治疗理念的新概念成功应用的证据不断涌现，但是无论采取何种修复方法，最终治疗的目标仍然是在进行修复重建时，要为患者提供稳定的咬合方案。

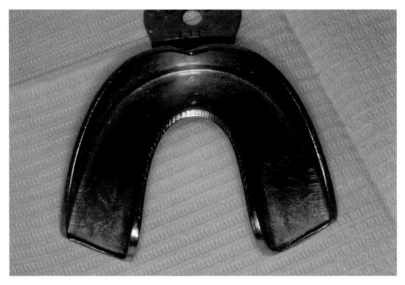

图5.1 硬制金属无孔轮辋锁托盘。使用这种托盘时，应仔细封闭牙齿和任何硬组织之间存在的倒凹，以防止在印模材料放置后托盘无法取下。

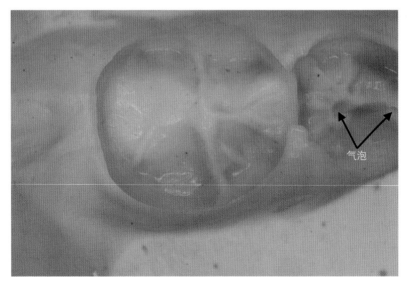

图5.2 应仔细检查印模是否有任何缺陷。在该图中突出显示了有气泡的区域。

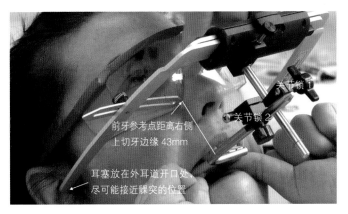

图5.3　面弓记录位置。

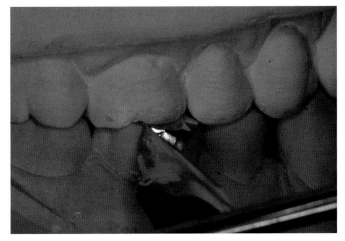

图5.4　可以使用Shimstock咬合锡箔纸在𬌗架上验证相对牙齿之间的咬合接触。当这些接触点与患者口内咬合时位置相同，则表明记录和转移的准确性。

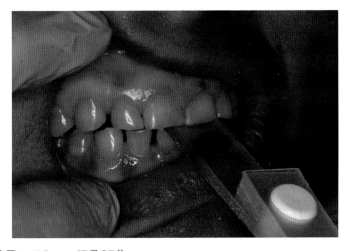

图5.5　使用Leaf Gauge记录CR位。

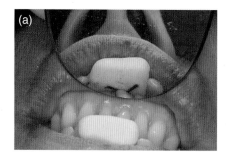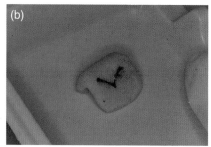

图5.6　使用Lucia Jig装置。（a）Lucia Jig在患者口内就位，位于上中切牙上；（b）用哥特式弓描记咬合印记，轨迹的顶点表示正中关系（CR）的位置。

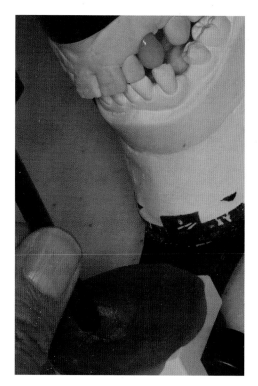

图5.7　个性化的切导盘，帮助制作左上尖牙牙冠。

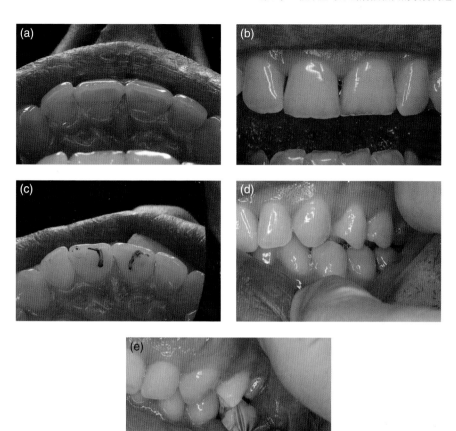

图5.8 上中切牙腭侧有局部牙齿磨损，患者敏感且影响美观。（a）上中切牙的腭侧观；（b）唇侧观，注意切端半透明度。上中切牙的腭侧面添加了直接复合树脂材料，没有进行任何的牙齿预备，前导的分布；（c）用锡箔咬合纸标记；（d）上中切牙直接复合树脂材料充填后，后牙咬合不接触；（e）一段时间后，后牙重新建立咬合接触，后牙进行Shimstock咬合锡箔纸进行验证。

第6章
牙齿磨损的治疗：监测和预防策略
Management of Tooth Wear: Monitoring
and Prevention Strategies

## 6.1 简介

监测和预防是有效治疗牙齿磨损（TW）的重要方法。无论是患者的要求，还是治疗程序或方案的需要，笔者认为必须采取有效的预防策略来阻止牙齿硬组织的进一步磨损，并仔细监测任何进一步的发展。

## 6.2 咨询和监测

如果磨损量是生理性的（典型与患者年龄相关），则不需要治疗。如果磨损是病理性的[1]，则需要进一步诊断以确定其最佳治疗方案。无论牙齿磨损是病理性的，还是很严重的磨损，患者可能仍会使用其行使功能若干年。对于没有功能问题或主诉的患者，通常不建议进行复杂的修复治疗，但需要仔细监测他们的牙列。患有严重和病理性牙齿磨损的患者可能没有确切的主诉，随着疾病进一步的发展，由于缺乏用于粘接固位的牙组织，修复治疗可能会受到影响。因此，这类患者首选是启动有效的监测和提高预防意识，对于牙本质暴露且相关参数显示磨损处于最严重阶段的情况更是如此。监测之所以很重要，原因包括以下几点：

（1）没有功能或美学问题的重度和病理性牙齿磨损患者不接受任何治疗，由于可能会持续丢失牙齿组织，因此属于未来修复干预的高风险类别。剩余牙齿组织的粘接潜力将受到损害，可能导致修复体失败。持续监测该过程对于临床医生预判这个问题非常重要。

（2）有效的监测对于患者认识自身牙齿磨损问题是非常重要的。中度

*Practical Procedures in the Management of Tooth Wear*, First Edition. Subir Banerji, Shamir Mehta, Niek Opdam and Bas Loomans.
© 2020 John Wiley & Sons Ltd. Published 2020 by John Wiley & Sons Ltd.
Companion website: www.wiley.com/go/banerji/toothwear

到重度牙齿磨损不是一个线性过程，而是表现为间歇性，因此以可控的方式监测不仅可以发现磨损的进展，而且只需要持续监控。当出现磨损明显加重时，再建议患者开始修复治疗，这可能会让患者有更好的依从性和对治疗方案的理解。

（3）监测过程还将帮助临床医生适当安排修复治疗的时间，以减缓修复周期过程过长的问题，并有助于为磨损牙列制定更好的终生管理策略。

对于需要修复干预的患者，应将微创粘接修复作为首选的方法。应考虑利用被动轴向牙齿萌出（Dahl）[2]的原则进行部分恢复。这种方法的概念已在第5章中进行了阐述，并将在后续章节中做详细的说明，还需对修复后的牙列进一步监测。

建议对严重或病理性磨损的患者进行咨询和监测。咨询包括告知患者提供有关其牙齿磨损的信息并制订个性化预防计划，而监测包括客观测量磨损量及其随时间的发展趋势。咨询和监测不仅仅是评估牙齿磨损，还涉及以下几个重要方面的内容：

（1）应该对风险因素进行个性化鉴别，主要是与化学或机械因素相关，并向患者解释，应设计与患者风险因素相关的个性化预防措施。

（2）磨损进展分析。牙齿是要终生使用的，然而由于生活方式、胃酸和磨牙症等因素引起的牙齿磨损是一个间歇性的过程，包括生理性磨损的非活动期（静止）和渐进磨损的活动期（快速）[3-5]。

（3）患者应该意识到磨损是与个体特定风险因素相关的问题。如果不采取预防措施，这些风险因素的持续存在，将导致牙齿进一步磨损，牙齿组织以及修复体功能的退化。此外，严重磨牙症病例中的修复重建治疗中，修复体有潜在较高的断裂风险。所以，最重要的是患者在开始任何修复性治疗之前，要意识到这种风险：问题出现前告知患者是"警示"，之后就成了"借口"。

（4）根据磨损的病因、数量和程度，以及预防措施的可行性，给予患者进一步监测或修复性治疗的方案。

为避免出现监测疏漏的情况，最重要的是根据特定方案来完成监测：

（1）应在患者档案中注明牙齿磨损的诊断，包括与磨损量和病因相关的风险评估。牙齿磨损的严重程度可以通过指数评分系统来确定，例如牙齿磨损指数（TWI）、基本酸蚀磨损检测（BEWE）或牙齿磨损评估系统

（TWES）[6-8]。

（2）必须将治疗决策的结论和治疗计划添加到患者的临床记录中。

（3）通过制作一系列传统的上殆架模型来进行监控牙齿的磨损（图6.1）或在几个月或几年内进行牙齿数字化3D数据采集/扫描（图6.2）。这些模型或数字3D数据集也有助于阐明病因，并向患者解释病情的性质和严重程度，从而提高患者对问题的认识。

（4）根据磨损进展和严重程度以及是否存在功能或美学问题，可以每隔2～3年进行新的记录[9]，并在患者档案中注明重新评估的时间表。

如果监测显示磨损逐步加重，则需要采取进一步的预防措施或转诊来调查病因，例如反流性胃病。这有助于患者增强遵从保存治疗计划的接受程度，依据临床指征修补或修复受损的牙齿，让患者参与监测方案将提高患者对问题的认识，并对牙齿磨损的严重程度和进展有更深入的了解，从而对将来的修复治疗做出更好的决策。所有相关的治疗计划都应由医患双方共同参与设计，诸如疼痛或不适、功能或美学问题等因素可能单独或共同成为开始修复治疗的理由。当没有主诉、问题或症状时，可能只需要进行针对性的预防。在这种情况下，应安排进一步的咨询和监测。如果患者仅有增龄性磨损，没有任何活动性磨损的指征，则临床医生应拒绝患者提出的任何干预性修复的要求。在所有情况下，治疗的益处必须明显超过任何近远期可能出现的并发症。最重要的是，患者绝不能因不断增加的治疗复杂性和成本导致修复失败，而陷入不必要的"修复性死亡循环中"[10]。

如果牙齿磨损进展到可能影响修复体的固位，例如当牙冠高度降低超过2/3时，即使患者没有功能或美学要求，笔者建议应该让患者应充分了解修复的优点和问题。然而，可预测且成功的修复性治疗始终取决于充分的沟通和有效的知情同意。需要清楚的是，由于某些破坏性的副功能习惯，牙齿磨损程度极高的患者可能有更高的修复失败风险。

## 6.3　预防

风险评估是现代医疗保健中以证据为基础、以患者为中心决策的一个重要组成部分。对重度牙齿磨损患者进行风险评估，以寻求可替代的治疗方案，并充分考虑进一步磨损的影响以及后续修复体失败的问题。此时，重要的是评估进一步磨损的可能性以及磨损可能采取的形式，磨损很可能有不同的病因和进展速度。由于牙齿硬组织的初始脱矿（软化）引起牙齿磨损时，这类牙齿磨损通常被称为酸蚀性磨损，涉及机械和化学因素。当病因明确时，如已知的胃食管反流病（GORD），可以实施个性化的预防性治疗[11]。然而，在许多同时存在机械或化学因素引起的牙齿磨损病例中，通常无法确定具体的病因，这使得牙齿磨损的预后以及可能的修复性治疗的结果很难预测。

## 6.4 化学磨损的预防措施

沟通从识别风险因素开始，若存在紧咬牙和夜磨牙时，应考虑使用夜间磨牙粭垫，还需要考虑改变饮食结构、饮酒和饮食习惯，或在怀疑患有胃食管反流病（GORD）的情况下将患者转诊给胃肠病学家。改变饮食习惯可能包括减少酸性饮料的摄入量和频率、改变饮酒习惯（例如"漱口"或"啜饮"）、使用吸管以及食用更安全的替代品，例如富含钙的（运动）饮料和食物，饮用非碳酸水和牛奶[12]。

在确定酸蚀为病因时，可以使用特定的保护产品或材料，例如含有氟化亚锡或氯化亚锡的牙膏或漱口水，它们可能减缓酸蚀性牙齿磨损的进展[13]。然而，长期使用牙膏或改变饮食习惯的有效性证据并不充足。

在确定胃酸为致病因素的情况下，例如在GORD患者中，预防措施遵循反流患者的治疗原则，例如减肥、低脂饮食、避免辛辣食物、睡眠期间头高位、调整睡姿等。对于诊断为GORD的患者，给予质子泵抑制剂治疗，可能会具有预防胃酸分泌的作用，并会进一步减慢牙齿磨损[14]。然而，目前没有证据表明长期使用质子泵抑制剂（PPI）可以降低牙齿磨损。严重的牙齿磨损通常涉及多种病因，预防措施也会越来越复杂，在夜间佩戴磨牙粭垫时胃酸的残留可能会导致磨损进一步恶化。因此，在严重的牙齿磨损病例中，通常很难明确治疗的预后和特定预防措施的有效性，因为诊断通常是通过"最合理的评估而来"，而预防措施的证据却略显不足。

## 6.5　机械磨损的预防措施

当明确严重磨牙习惯是牙齿磨损的主要病因时，预防措施对于天然牙列和修复体都很重要。首先，要让患者认识到他们的磨牙习惯。自诉磨牙症不是一个可靠的指标，因为患者可能认为这是"正常的"。因此，向患者解释上下颌牙齿只能在吞咽时接触，这会使患者了解磨牙习惯的由来。咬肌反馈疗法被证明在预防清醒磨牙症中发挥作用。必须让患者意识到，无论是在睡眠时还是清醒时，持续性磨牙症[15]可能会影响由脆性材料（例如陶瓷高嵌体和牙冠）制成修复体的预后。

尽管临床研究从未证明夜磨牙𬌗垫可以防止进一步的牙齿磨损或对修复体的损坏，但其对于保护牙齿结构和修复体可能还是很有价值的。夜磨牙𬌗垫的佩戴需要患者具有很好的依从性，因此需要告知患者即使有些不适应，也需要持续佩戴。在增加垂直咬合距离修复后，佩戴夜磨牙𬌗垫会进一步因增加咬合而增加不适感，这些都要告知患者。这些装置的设计将在第7章中详细讨论。

许多严重牙齿磨损的病因是多方面的，使得制订适当的预防措施充满困难和挑战。通常，严重牙齿磨损的多因素阻碍了对病因的明确诊断。此外，在治疗患有长期顽固性慢性反流病[16]或持续性磨牙症的患者时，通过预防措施消除所有病因可能是不切实际的[17]。

在病因不明确且预防措施仅是最佳猜测的情况下，应反复审查这些措施以避免造成任何进一步的伤害。夜磨牙𬌗垫有可能加重夜间反流患者酸蚀性牙齿磨损，由于质子泵抑制剂的副作用，即使在已确诊的反流病例中，在着手确定终身预防性治疗时也是必须严肃考虑的一个因素[18]。

图6.3显示了管理牙齿磨损中涉及的步骤流程。

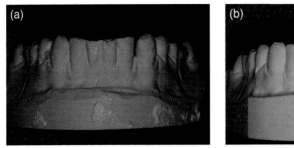
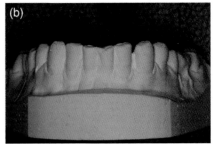
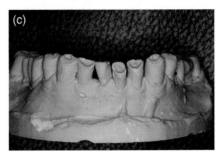

图6.1 用于监测患者下牙列牙齿磨损的石膏研究模型。（a）2003年9月；（b）2007年5月；（c）2012年7月。注意2007年5月至2012年7月下前切牙上的标记。

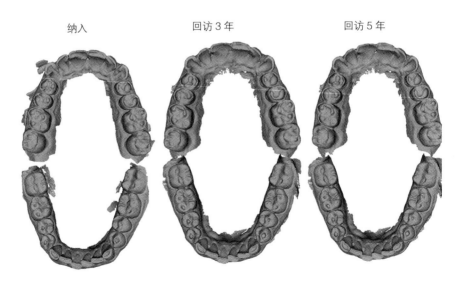

图6.2 监测牙齿磨损进展的数字扫描。44岁男性患者。5年后，牙齿磨损的进展导致功能问题并开始修复治疗。

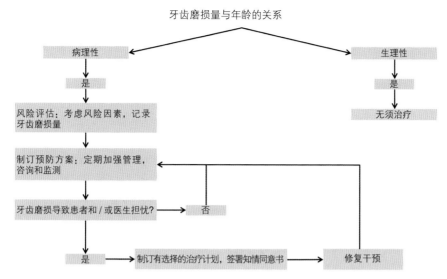

图6.3 显示牙齿磨损管理概览的流程图。

## 第7章
## 粭板对牙齿磨损患者的作用
## The Role of Occlusal Splints for Patients with Tooth Wear

## 7.1　简介

粭板（也称为咬合装置）是一种"可摘戴的人工咬合面，其改变了下颌与上颌之间的咬合关系，可用于诊断或治疗咬合疾病"[1]。针对口腔临床中各种不同的问题，目前有大量这样的装置。由于存在颌面覆盖程度（完全与部分）、硬度（硬或软）、将粭板应用的牙弓部位（上/下牙弓）、是否将下颌骨重新定位到预定位置或者保持咬合平面的差异，所以稳定粭板是多种多样的。

本章重点介绍稳定粭板在控制牙齿磨损（TW）中的作用，也将讨论软制、全覆盖粭板。

## 7.2　稳定性粭板在控制牙齿磨损中的作用

根据交互保护粭的原则，稳定粭板基本上为患者提供了可拆卸的理想咬合方案，如第5章所述。此粭板应提供[2]：
- 当下颌髁突位于生理性关节窝内时，在闭合弧内的所有相对的牙齿有均匀的咬合接触
- 前牙咬合要轻于与后牙
- 前牙和粭板引导后牙前伸和侧方运动时，后牙的咬合面可以顺滑轻易地分开

为实现上述要求，应力要在整个牙弓上均匀分布，同时防止对颌牙不必要的过度萌出，稳定粭板必须提供完整/全牙弓设计[3]。

*Practical Procedures in the Management of Tooth Wear*, First Edition. Subir Banerji, Shamir Mehta, Niek Opdam and Bas Loomans.
© 2020 John Wiley & Sons Ltd. Published 2020 by John Wiley & Sons Ltd.
Companion website: www.wiley.com/go/banerji/toothwear

上颌稳定𬌗板通常称为密歇根𬌗板（图7.1～图7.6），而下颌稳定𬌗板通常称为下颌汤纳（Tanner）𬌗板（图7.7和图7.8）。虽然两者都提供类似的作用，但后者可能更适合Ⅲ类切牙关系的患者（因为可能更容易制订所需的咬合方案）或可能无法面授上颌矫治器的患者。

为磨损牙列提供稳定𬌗板的适应证包括：

- 用于在副功能（磨牙症）活动期间保护自然和/或已修复牙列
- 用于治疗肌源性口颌面部疼痛[4]
- 用于咬合疾病的诊断
- 用于在复杂的修复治疗之前提供稳定的咬合，评估患者对新咬合的耐受性，以及咬合垂直距离的改变
- 当磨牙症是导致磨损的一个重要原因时[5]，其可以对病理性磨损提供被动（预防）的干预
- 尝试定位（和/或重新定位患者）正中关系
- 通过相对轴向牙齿移动（咬合适应），作为试图创建咬合间隙过程的一部分，例如有牙齿磨损的患者

因此，诊断和制作稳定𬌗板为后期修复提供了许多潜在的帮助。

如何能够保证稳定𬌗板实现某些既定的功能，方法并不明确。已经有研究发现后牙分离（由稳定𬌗板提供）可以导致升降肌群过度活动性降低[6]。此外，肌电图研究显示当尖牙引导时，颞肌前束和咬肌活动性减少，与在组牙功能𬌗或正中关系咬合期间咬紧时的肌肉活性相反[6-7]。因此，包含尖牙引导是此类𬌗垫的关键设计特征之一。

制作具有上述功能的𬌗板，依赖传统技术，使用弹性材料。例如，热固化的聚甲基丙烯酸甲酯（PMMA），其通常是透明的，最终完成耐用的𬌗垫，可以根据所需治疗目的进行适当的外形设计，易于调整，并且对咬合面的磨损也很小。

随着CAD/CAM技术在牙科领域的日益普及，还可以使用弹性更大，与天然牙颜色接近的聚碳酸酯基材料来制作𬌗板。在厚度相对较薄的条件下提供较强的抗折性，对𬌗板依从性和耐受性不好的患者中，其可能是一种新的解决方法[8]。这些也将作为本章的一部分进行简要概述。

## 7.3 传统方法制作稳定性殆板

下面提供的方法与密歇根殆板的制作有关，相同的方法也可以用于制作下颌稳定殆板。准确的印模和咬合记录对于制作准确且合适的殆板至关重要。虽然使用盛有适量印模材料的个性化托盘是最理想的，但准确的藻酸盐印模材料和金属托盘可能会更省时和更节约成本，但其前提是取模后要以相对快的速度和稳定合适的石膏材料进行灌模。海藻酸盐通常足以用于对颌牙，加成型硅橡胶（PVS）是制取工作模型的理想选择。使用PVS材料重复灌注模型，以检查成品殆板的匹配性，因为工作模型在殆板制造过程中经常会有损坏。

在取印模之前，确保咬合面清洁并适当干燥非常重要。获得印模后，应仔细检查印模并仔细修剪边界处的多余材料。

印模灌注完成后，解剖学殆架上殆架之前，应让模型在灌注后干燥24小时，以保证模型所需的耐磨性。

获取面弓记录和咬合记录（允许安装在半可调殆架上）的临床技术在第5章中有所提及，与殆板设计相关清晰全面的技工室操作是成功的基础。

关于殆板的厚度，由PMMA制成的殆板通常加工为提供1.5～2.0mm的最小厚度（咬合间隙）。如果患者表现出病理性牙齿磨损，则殆板厚度取决于为修复提供的空间要求。

为了便于加工，应在上颌模型上划出殆板的轮廓，最好在上腭延伸3～4mm，后牙的颊尖上延伸3mm，前牙切端覆盖2mm。虽然可能需要适当地封闭大倒凹区，但应避免对邻面、颊侧和腭侧面上的所有倒凹进行不必要的封闭，因为丙烯酸基材料进入这些间隙区域将提供必要的机械固位力，将殆板固定在原位。如果固位力不足，可以考虑在第一磨牙添加A（Adam）卡。

将软化的粉红色蜡基板在充分湿润的上颌模型上就位，以勾勒出颌面的轮廓。闭合殆架，使切导针与切导盘接触；这种接触是通过在切导针和切导盘之间正向牵引一片薄8μm咬合锡箔来验证，闭合后会在蜡基产生凹陷，从而形成正中关系。切掉多余的蜡，咬合面应该相对平坦，这样相对牙列的牙尖就不会被限制，使其能够在殆板的咬合面上自由移动。每个相对的牙齿上应至少有一个正中关系止点，这可以使用咬合纸进行验证。

将蜡小心地添加到尖牙区域，放置在已建立的正中关系止点之前（以避免对已建立的咬合引起不必要改变），与咬合面成大约45°的角。构建的尖牙隆起应在前伸和侧方运动时为下颌骨提供引导，以确保所有其他牙齿分离。在尖牙添加蜡后，沿着前牙进一步添加蜡形成一个浅凹斜面，在下颌前伸时应立即分离后牙，前牙之间均匀的平分前导。

在这个阶段，一些临床医生选择进行试戴蜡型。大多数情况下，蜡模是使用透明热固化的丙烯酸加工制成，建议复制模型，以便秴板能够重新复位到已安装好的秴架上，以进行进一步的验证和最终的调整。

首先，从技工室收到模型后，仔细检查秴板的稳定情况，如果满意，将其戴入患者的上牙弓。如果秴板很紧，使用丙烯酸打磨车针小心地去除一些区域。在某些情况下，对于某些患者使用咬合指示剂材料，例如Occlude Aerosol Indicator Marking Spray（Pascal Co. Inc.）来识别任何干扰区域是非常有用的。

有时，秴板就位时可能伴随有轻微的不稳定，选择使用合适的椅旁冷固化丙烯酸树脂重衬材料在该区域重衬秴板。

一旦秴板就位，并具有足够的固位力，通常提倡使用合适的咬合纸，例如GHM咬合纸12μm（Hanel，Coltene Whaledent，德国）来标记中心止点。使用计算机咬合记录分析仪（Tscan 3, Tekscan, Boston, 美国）可以提供更高的准确度。然而，一般牙科医院或初级医疗机构的大多数临床医生无法使用数字咬合分析设备，因此使用咬合/锡箔纸被认为是最合适的。对于右手的术者，用左手握紧1对米勒钳夹持咬合纸，并要求患者"离得近一点"。将右手放在患者的颏部，临床医生应轻轻引导下颌骨沿它后退的闭合弧线运动。当牙齿接触秴板时，要求患者下颌在局部来回进行部分的前伸和侧方运动，轻轻摩擦秴板。

然后，从患者口中取出秴板。使用锋利的铅笔，标记任何所需的接触区域；理想情况下，相对的功能尖之间应至少存在一个接触点。使用丙烯酸修整车针或轮形车针，小心去除任何不需要的咬合接触，同时避免在咬合面上产生任何不需要的凹痕。还应定期检查秴板（使用Ivanson卡尺），以确保其在任何区域的最小厚度都不会＜0.5mm，这对于确保其有足够的硬度以承受咬合负载是必要的。

在明显缺乏咬合接触的情况下，需要在秴板的咬合面上添加适量的自固化丙烯酸树脂，确保将患者维持咬合位置和既定的垂直距离。

一旦使用咬合纸在每个咬合面之间确定了正中关系止点，就应该使用8μm咬合锡箔纸重新评估这些咬合接触点。相对的前牙之间的咬合接触应该更轻。接下来（使用不同颜色的咬合纸以保持视觉清晰度），应确定（并确认）是否存在合适的尖牙隆突，从而允许在前伸和侧方移动时后牙分离。如果高度不足，可能需要添加自固化树脂。但是，应适当避免出现非常陡峭的牙尖，因为患者可能无法耐受。

最后，如果开始的咬合不理想，则使用第3种颜色的咬合纸进行检测，必须在前伸咬合时建立均匀的前牙引导并相应地调磨殆板。

如果使用殆板来评估对新咬合方案的耐受性，应指导患者持续佩戴殆板（进食时除外）1~3个月。对于规定用于控制夜间磨牙症的病例，患者应坚持每晚佩戴殆板，直到预约复查的时候。

患者应在2周后复查。应在此次预约时验证佩戴时的舒适度、规范性和咬合接触的情况。由于可能正在发生肌肉松弛，因此在这次访问中可能会注意到由于下颌重新定位而导致的差异。建议在2周后再进一步复查，并对咬合进行调整，直到连续访问之间咬合接触一致且患者感到舒适。

## 7.4 使用CAD/CAM技术制作稳定性殆板

根据Edelhoff等技师的研究[8]，使用3D CAD/CAM技术来制作弹性殆板（使用传统以及更现代的材料）有以下几个优势：
- 避免PMMA固化时发生的聚合收缩（影响最终的殆板精度）
- 使用满足工业标准优化加工预制范围内的材料
- 在咬合记录上制作第1个/第2个殆垫，这是一个使用传统技术可能无法实现的过程，当用传统方法制作殆垫时要破坏模型（不需要重新制取患者的咬合记录）

关于牙色CAD/CAM材料聚碳酸酯，除了前述列出的一些优点以及明显的美学效果外，使用这种材料制作的稳定性殆板最小厚度为0.3mm，殆板的两个面都可以进一步模拟设计制作蜡型的咬合轮廓［当计划对咬合垂直距离（OVD）进行重大调整，需要增加4mm以上的切端长度时便于设计］[8]。使用CAD/CAM方式分离殆板，可以使用逐段法，允许每个牙弓单独/以分段的方式进行治疗，秴板在未经预备的牙弓上保持持续存在的咬合关系。

Edelhoff等[8]描述了在需要增加OVD的患者制作可摘聚碳酸酯秴板的技术，简而言之，该技术的主要内容包括：

- 准备适合的诊断蜡型，然后是口内模拟（请参阅第8章）
- 扫描基准模型和复制蜡型，然后将模型转移至虚拟秴架中
- 根据诊断模型，就位路径以及倒凹的位置确定秴板的（颈部）长度
- 使用蜡型确定秴板的静态和动态咬合形式，使用虚拟秴架矫正在蜡型制作过程中可能存在的任何早接触点
- 使用CAM进行秴板的切削
- 精加工和抛光阶段，以实现高光泽度
- 试秴/试戴（如上所述），还包括发音测试

这种方法有一些优点，但后期维护的成本可能会比较高。

## 7.5 软（真空成型）秴板控制牙齿磨损

软制秴板由乙烯–醋酸乙烯酯（EVA）真空/加热制成[9]。虽然与硬的、全覆盖的稳定秴板相比，其具有较低的成本和易于加工的优点，但也有一些缺点，主要是：

- 有磨损/穿孔的倾向（尤其是那些有严重磨牙倾向的患者）
- 有随时间变色的倾向
- 难以调改
- 不提供特定的咬合方案，伴随着不确定的牙齿移动风险
- 由于存在过早的牙齿接触而加剧肌肉活动的范围[10]

因此，这种秴板可能最适合用于短期保护牙齿/修复体免受磨牙症的影响。

最近，具有柔软内层（以提供更舒适贴合）和较硬外层可以提供更高弹性的混合/双层秴板越来越受欢迎[5]。根据笔者的经验，某些类型秴板会在较高负载区域（特别是在厚度可能减小的地方）出现分层，但其他类型的双层夹板（例如Somnobrux），其内部较软层是嵌入较硬的PMMA基质内，效果比较好。与传统秴板相比，这些秴板通常更厚，但安装效果更好，没有

卡环，患者的反馈比使用硬制**船**板好得多。

## 7.6 结论

**船**板在牙齿磨损的患者管理中具有很多作用，重要的是临床医生要熟悉稳定**船**板的适应证和结构。后者的作用将在第13章关于广义牙齿磨损的管理中进一步介绍。随附的视频将描述上全牙弓（美国密歇根州）稳定**船**板的构造和本章中提到的要点（www.wiley.com/go/banerji/toothwear）。

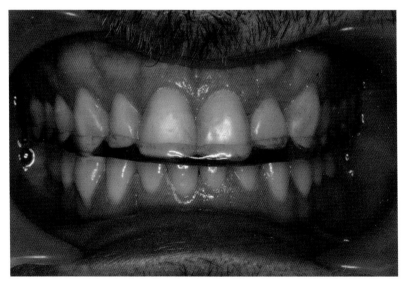

图7.1 上部硬质丙烯酸密歇根**船**板。

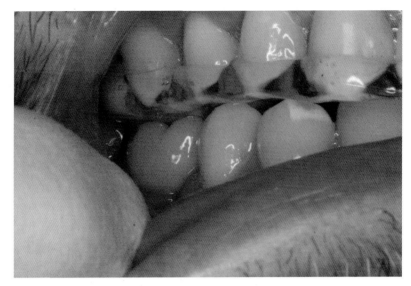

图7.2 图7.1中的殆板，下牙与殆板接触。注意所有牙齿的均匀接触以及下牙牙尖与殆板表面接触点没有凹槽，防止限制牙齿移动。

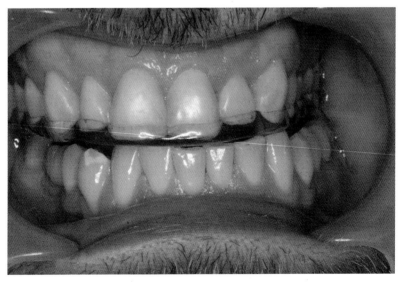

图7.3 图7.1和图7.2中的患者下颌进行左侧方运动。注意后牙的分离。

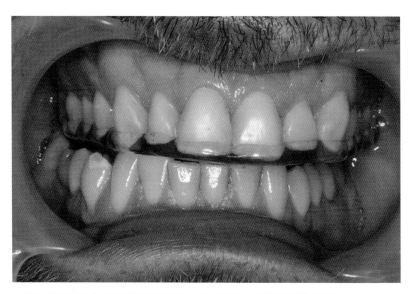

图7.4　图7.1和图7.2中的患者下颌进行右侧方运动。注意后牙的分离。

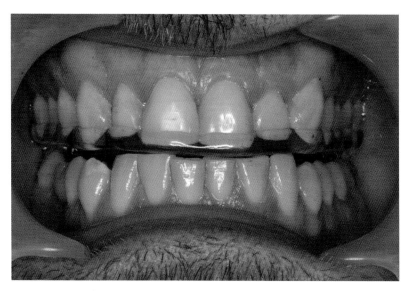

图7.5　图7.1和图7.2中的患者进行下颌前伸运动。注意后牙的分离。

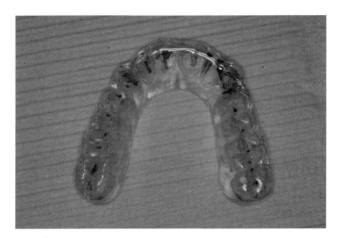

图7.6　图7.1中患者𬌗板上用锡箔咬合纸标记的咬合接触点。注意所有下牙的中心接触标记和𬌗板前平台上的移动接触。

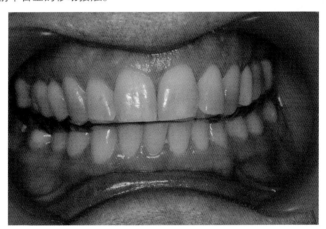

图7.7　下颌汤纳（Tanner）𬌗板。

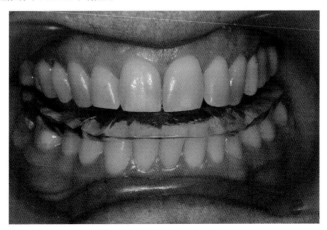

图7.8　图7.7中的患者进行下颌前伸运动。注意后牙的分离。

## 第8章
## 治疗计划及诊断技术的应用
## Treatment Planning and the Application
## of Diagnostic Techniques

## 8.1　简介

在对出现病理性牙齿磨损（TW）的患者进行必要的诊断评估，并讨论了所有合理的治疗方案后，临床医生将制订适当结构化的治疗计划，该计划旨在恢复患者的口腔健康和功能，并提供可接受的美学效果。治疗计划应适当考虑该患者的长期需求，并在可能的情况下进行个性化调整以满足其个性化的需求。

一个具有逻辑顺序的牙科治疗计划，通常应包括许多公认的基础治疗阶段[1]，这些已在表8.1中列出。临床医生有责任定期评估治疗计划在每个阶段的疗效（在进入下一阶段之前），并监督落实治疗计划的最终完成，确保患者完全理解他们的总体责任，包括长期维护和监控的重要性。

许多因素会影响病理性牙齿磨损患者制订治疗计划的过程，特别是考虑到有时可能需要复杂治疗的过程，这些包括：
• 牙医与患者沟通的标准
• 患者治疗的动机，以及他们对潜在问题和治疗方案的理解能力
• 完成整个治疗过程所需的可能时间范围以及就诊频率
• 所涉及的价格（可能会很高，因为经常涉及很多牙齿）[2]
• 医生的操作技能/知识/信心和经验水平

在整个治疗过程中，牙齿磨损患者获得有效治疗的知情同意非常重要。在提供患者治疗的整个过程中保持完整和同期的临床记录也非常重要。

*Practical Procedures in the Management of Tooth Wear*, First Edition. Subir Banerji, Shamir Mehta, Niek Opdam and Bas Loomans.
© 2020 John Wiley & Sons Ltd. Published 2020 by John Wiley & Sons Ltd.
Companion website: www.wiley.com/go/banerji/toothwear

表8.1 合理牙科治疗计划的各个阶段组成

（1）急症主诉的处理

（2）启动预防措施

（3）疾病的控制和稳定

（4）预防依从性和疾病控制阶段的评估

（5）原修复体的分析

（6）咬合重建，包括复杂的修复

（7）维护、复查以及监控

本章的目的是：

- 简述在执行治疗计划的各个阶段可能存在的问题
- 列出在牙齿磨损患者中需要进行积极修复干预的标准
- 提供咬合美学设计临床阶段的计划和材料，重点是准备诊断蜡型（图 8.1），这是帮助获得制订治疗计划的知情同意最有价值的工具

## 8.2 为病理性牙齿磨损患者制订一套具有逻辑顺序的治疗计划

对于任何诊断为病理性牙齿磨损（如第1章所定义）患者的治疗，主要目标应该是先处理任何急性症状，要尽快完成。在此阶段对牙齿磨损患者的治疗可能包括简单地使用专有粘接剂封闭暴露的牙本质小管、涂布牙本质粘接剂或封闭剂帮助控制牙本质过敏和/或可逆性牙髓炎的症状、使用化学处方治剂、放置复合纤维带来治疗缺损/断裂的牙齿、调整可能导致黏膜损伤的锋利牙齿表面、去除感染的牙髓、消肿和拔除有症状的牙齿[3-4]。出现严重牙齿磨损的患者处理牙本质过敏和牙髓并发症风险的方法在第3章中讨论。

一般认为，积极的修复干预只有在患者和临床医生共同努力，并有效控制导致口腔健康进一步恶化的病因因素时，才会取得长期的成功。无论观察到的磨损程度和模式如何，都应始终建议对病理性牙齿磨损患者进行预防性护理[5]。然而，很多时候却会忽视预防阶段的重要性。

病理性磨损患者的预防性护理方案应根据潜在的病因和症状量身定制，可能包括饮食建议、改变生活方式和习惯、口腔卫生指导、使用氟化

物、使用封闭型修复体保护牙齿表面、提供殆板，以及将有潜在病因可能与全身系统有关的患者转诊给相关临床医生处理[3]。第6章深入讨论了牙齿磨损患者的预防性护理的内容。

在采用适当的方法进行预防性治疗后，评估该阶段的治疗效果至关重要。具体而言，对于牙齿磨损的状况，可能包括对任何习惯改变的效果、控制牙齿磨损的进展、与疼痛和不适相关任何症状的控制程度、口干症控制程度、服用任何必需的处方药/治疗，以及对任何牙科治疗（例如咬合夹板治疗）依从性的评估，监测牙齿磨损进展的方法通常包括石膏模型、数字监测/口内扫描仪、口内摄影和/或合适的临床评估。这些在第4章和第6章中讨论。

对预防阶段的效果进行评估所需的时间段是多变的，取决于病理（或病因因素）的性质和程度以及患者的依从性，时间可能从几周至几个月不等。最好是已经明确的病因得到妥善处理，患者依从性较好，也显示出成功的治疗效果时，才考虑进行最终的修复性治疗[6]。

事实上，破坏性的修复干预应尽可能地推迟。该措施不仅有助于延迟患者进入修复性护理和维护周期，而且鉴于牙齿磨损通常进展缓慢（同时降低了对牙医立即开始修复性治疗的需求）[4]，这确保有效停止牙齿磨损进展所需的时间（在出现破坏性永久修复治疗开始之前）可以帮助：

• 促进牙医与患者的关系
• 使患者能够进一步了解其疾病的性质
• 充分理解对于严重磨损的牙列，治疗的复杂性和难度
• 提高获得长久治疗效果的可能性

上述情况对于年轻的患者可能有例外的情况，其中牙齿磨损的发生率（如在某些神经性贪食症中所见）可能非常快，通常伴有牙齿敏感的症状，即牙髓组织暴露的风险迫在眉睫，以及美学修复的迫切需求（由于美学区牙齿组织的快速缺损）。后者会对患者口腔健康和整体健康的长期状态都会产生深远的有害影响，在这种情况下，需要立即实施修复性治疗，不得无故拖延[4,6]。

治疗计划的下一阶段通常涉及稳定控制病因的影响，这也可能需要治疗其他类型的口腔/牙齿疾病，例如任何龋损、活动性牙周病、牙髓组织病理学、咬合病理学（包括任何颞下颌关节紊乱）、软组织和非牙体组织疾

病，以及任何非龋坏硬组织病理学（包括牙齿磨损疾病）。

被诊断为预后不良（没有任何功能/保留价值）的牙齿应考虑拔除。对任何受影响牙齿的预后结果的评估可以基于：

- 剩余牙齿结构的数量和质量
- 牙周支持组织
- 牙髓状况
- 受影响牙齿的病史

关于磨损的牙列，传统上全覆盖硬丙烯酸殆板已被用于广泛性牙齿磨损病例，以确定患者是否可以接受新设计的咬合（如第7章所述）。同样，活动矫治器已被用于对于局部（前牙）牙齿磨损的情况，提供咬合间隙（通常称为Dahl矫治器，请参阅第5章和第11章）。然而，考虑到后一种形式的活动矫治器依从性差，加上粘接性牙科材料技术的不断发展，使用粘接材料可能被证明对防止任何进一步的牙齿组织损失大有裨益。有助于建立与上述活动矫治器预期类似的治疗效果。

事实上，Briggs等已经描述了使用直接复合树脂修复作为牙齿磨损患者过渡修复的方法［过渡复合树脂修复（ICR）］[7]。应用ICR结合常规预防措施来控制高风险部位是一种值得提倡的方法（减少长期灾难性的损坏，特别是后续随着生活方式或个人环境的变化，可能会出现零星进行性磨损穿孔的情况。第10章详细讨论了粘接材料的作用（以及它们在处理磨损牙列方面的局限性）。

然而，考虑到过渡复合树脂修复最有可能使患者接受长期（在某些复杂的情况下）昂贵的修复性治疗，并伴有相关高维护的需求[2]。所以，关键是适当考虑提供积极修复性干预的必要性以及讨论最有效和最可预测的实施方法。

一般而言，实施积极修复干预的决定应包括以下几个方面的考虑[5,8]：

（1）牙齿磨损的范围（分级）。

（2）受影响的牙齿表面（是否涉及咬合接触面）。

（3）受影响的牙齿数目（局部磨损或全面磨损）。

（4）牙齿表面损失的速率/进程（速度）（考虑到患者年龄）。

（5）病因因素。

（6）患者的审美要求和功能问题。

在以下情况下最有可能需要修复性干预：

（1）可能存在与美学区相关的重大问题。

（2）进行性牙齿磨损导致疼痛和/或不适。

（3）可能会导致功能障碍。

（4）在完整、准确、平衡、合乎逻辑和全面讨论治疗的风险和益处后，给予患者做出有效决定所需的时间后，签订知情同意书。

2017年，作为关于严重牙齿磨损管理指南的欧洲共识声明的一部分，Loomans等[5]提出了一项协议，以帮助制订治疗计划的决策过程。因此，无论观察到什么样牙齿磨损的形式和范围，都应在所有病理性牙齿磨损病例中实施被动控制（包括制订预防方案）、咨询和监测。在没有重大问题的情况下（如上所述），可能不需要进一步积极的干预。伴随着年龄的增长，患者会有微不足道的牙齿磨损，其可能是静止多变的，这时不应该诱导患者进行修复性干预治疗。

然而，如果可能是进行性的牙齿磨损，进展速度本身就是一个令人担忧的问题，在确定最可能的致病因素并根据患者的需求制订预防治疗计划后，监测预防治疗的效果就是非常明智的。如果确定牙齿磨损进展速度已达到静止的阶段，则可以开始着手修复干预。如果选择延缓修复干预，则建议进行密切的监测，按照上述讨论的记录方法（以监控为目的）每2~3年复查1次。

在对美学/功能和/或疼痛有顾虑的患者中，可能会在较早的时间点选择进行修复。然而，在牙齿磨损问题稳定之前，通常不会建议他们修复[6]。

在可能的条件下，进行修复性干预包括[5]：

• 尽可能合理地推迟修复（基于上述的原因）

• 在获得患者知情同意后进行（确保准备合适的临床记录）

• 与牙齿磨除的方法相反，可以通过最少的干预添加修复体，同时要易于调整、修复和移除，不会持续造成任何额外牙齿组织损伤和/或牙髓组织损伤，这是首要考虑的因素[9-11]（请参阅第9章）

在牙齿缺失的情况下，此阶段的咬合稳定还可能需要提供某些形式的义齿修复。在这种情况下，设计合适的丙烯酸可摘局部义齿可能会更好，因为这种方法提供了一种经济高效的解决方案，可以根据需要进行轻松的修改/调整。

在稳定任何现有的口腔疾病后（通过治疗任何龋损或牙周袋、根管治疗、佩戴殆板等），使用既定流程评估治疗的结果是否成功很重要。这可能包括采集和记录菌斑和出血评分、探查深度变化、根尖周和牙髓组织消退的迹象，以及龋损是否静止（通常需要拍摄X线片），这之后通常会重新评估最初的治疗计划和治疗牙齿磨损的方法。

在验证治疗计划并确保获得有效的知情同意后，下一阶段就会涉及最终修复。这可能包括使用直接和/或间接材料以及可摘义齿。有关选择治疗方案的基本原理、常用的牙科材料和用于临床阶段执行技术的更多详细信息，请参阅第9~第13章。

经过一段时间的适应和观察，已成功稳定控制磨损的进展，临时修复体也可以满足患者的美学和功能上需求时，就可以考虑进一步确定最终复杂的修复体形式（例如牙冠、高嵌体或贴面，尤其是直接方法可能未能完全满足患者功能和审美的需要时）。在这个阶段的治疗可以采用复制功能咬合的方法（如在第13章中描述），进一步提高修复的成功率。通过这种方法，添加临时修复材料测试患者对预期改变的耐受性，接受更复杂和更昂贵修复/材料的适应性，因为最终修复可能需要进一步去除更多的牙齿组织，在口内进行修理和/或调整的概率更小[10]。

在进行修复之前应仔细考虑需要去除健康牙齿组织的量，例如全冠。大量牙体组织缺失会进一步产生相应的修复并发症，影响到牙齿未来的存留率，并可能导致当修复体失败时，牙齿无法保留。因此，平衡"加法"还是"减法"的技术修复需要仔细的考量和评估。

缺牙间隙可以使用更坚固的牙黏膜混合支持活动义齿、固定桥或种植牙（有时联合使用）来修复。可能需要正畸治疗来协助修复，例如直立倾斜的牙齿、打开或关闭间隙，或对其中可能存在拥挤或间隙的患者进行矫正，以满足患者的美学需求。

最后，在一开始就要强调监控和维护的重要性。在仅仅进行消极观察的情况下，应定期检查和评估患者牙齿磨损的进展情况。在进行修复治疗时，对修复体（包括它们的形式、美学效果、牙齿结构和边缘完整性）和剩余牙列（任何口腔治疗装置的依从性，例如任何术后殆板）应密切观察，因为也可能会出现问题。需要适当解决此类问题，以保持患者的口腔健康以及功能和美学的需求。一开始就要澄清与任何可能的长维护（以及治疗）相关的费用。

## 8.3　为牙齿磨损患者构建美学预期

如果已决定进行修复治疗，鉴于修复后可能发生复杂的咬合、功能和美学变化，重要的是要采用一种方法，将修复后最终美学修复的预期和临床技术相结合，让患者有机会看到所有在意的美学部分的改变，获得知情同意，避免不切实际的美学需求。在实践中，这通常通过使用以下技术之一来完成[12]:

• 口内模拟（Mock-up）技术，也称为吹干-试戴技术

• 数字化微笑评估

与实施这些技术相关的操作方法将在下面讨论，该领域的基本背景材料在第3章和第5章，要分别熟悉美学评估的流程，以及临床咬合评估的概念。

### 8.3.1　口内模拟（Mock-up）技术（恢复原天然牙的外形）

使用这种方法，要选择合适色调的树脂复合材料。首先要将上颌前牙清洁和湿润，无须进行牙齿粘接的准备。一般口内模拟（Mock-up）是从上颌一侧牙尖到另一牙尖齿制作。如有必要，也可以在前牙上模拟。

如果需要增加中切牙的长度，应使用带有毫米标记的牙科探针来确定牙齿的宽度。然后将树脂复合材料堆塑在吹干的上颌中切牙上，旨在实现粗略长宽比达到1.2∶1。因此，对于宽度为8～9mm平均宽度的上颌中切牙，10～11mm的长度被认为是适合的。如果存留的牙齿宽度不合适的作为标记参考时，患者面部静止时的垂直距离可以作为参考；中切牙的长度应约为面部长度的1/16。在确定中切牙的长度时，上唇的静止位置也可以提供参考[13]。如果所选牙齿的长度需要减少，可以使用外科记号笔标记设计的长度，以满足上述比例设计的要求。

然后让患者说出字母"F"或"V"，同时观察中切牙切缘和下唇上缘之间的关系。理想情况下，切缘的轮廓应遵循下唇上边界的轮廓，具有恒定约3mm的距离。在微笑时，重新建立切缘到"微笑弧"的关系，然后在对

侧牙齿上重复该过程。

借助一套木铲，参考上颌前牙的边缘和瞳孔之间的连线确定上咬合平面，理想情况下，两者应该平行。若瞳孔连线是倾斜的时候，应使用替代参考平面，例如地平线。接下来应在侧方评估上颌切牙的轮廓。应添加或移除材料以形成侧方的轮廓，在唇（面部）面上呈现出2个或3个平面，并提供适当的唇部水平支撑。

此时注意力可能要集中在口内模拟（Mock-up）的轮廓上，可以粗略地反映患者的年龄、性别、个性和肌肉指数，最终形成卵形、方形、锥形或方锥形轮廓，后者总是会涉及近中和远中切缘的变化。对于切缘组织有大量缺损的情况，应考虑接触区域的位置，理想情况下应位于上颌中切牙的切缘1/3处，距牙槽骨冠方6mm，最终龈乳头要填充牙龈外展隙和消除不需要的"黑三角"[14]。

对于需要改变上颌中切牙宽度的情况（例如在牙间隙闭合的情况下），可以在邻面添加树脂复合树脂材料。除了应用如上所述宽长比的数据外，还应评估上颌牙中线与面部中线的关系；理想情况下，两者的差异应≤2.0mm[15]。

当对复合树脂材料进行加减时，时常会省略从口内模拟（Mock-up）的某些解剖结构细节，例如窝沟点隙等，这些在后期很容易弥补。这样最初构建步骤会更简单、更快速，降低了引起咬合干扰的可能性。

上颌中切牙达到所需外形时（或确实满足患者美学需求的情况下），注意力转移到上颌侧切牙上。与上述处理切缘的方式类似添加树脂（假设要改变切端的长度），使切缘略短于中切牙的切缘，总体目标是构建中切牙的轮廓，切缘连线与患者的微笑弧度一致。因此，从中线开始，上颌前牙的轴向应向近中倾斜，近中接触点应放置在中切牙之间接触点稍靠根尖的位置。

对于需要改变侧切牙宽度的情况，如上所述，可以应用黄金比例的概念。使用黄金比例尺（黄金分割尺）可能有帮助，对侧上颌侧切牙的轮廓大致模仿上面的设计，中切牙和侧切牙之间的楔外展隙以及尖牙的楔外展隙，应从中线到远端逐渐加大。

应用上述概念，可以将树脂复合材料添加到上颌尖牙，目的是保持中线对称。上颌尖牙的平均长度应为11~13mm，在严重牙齿磨损患者中，由于牙齿的代偿性生长，有时无法获得最佳长度。最佳长度会导致上颌切牙在临床上相对于下唇过长。因此，口内模拟将最终确定牙齿的长度。

这时再将注意力转移到牙龈美学的构建上。如果需要改变这一点，可以通过在牙齿颈部添加树脂来模拟齿冠延长的效果，使中切牙和尖牙的牙龈在同一平面上，并且中线对称，比侧切牙向根方低约1mm。

在这个阶段，还应评估患者微笑时牙弓的宽度。脸颊和牙弓之间存在的黑色空间（颊廊）可能看起来特别不美观，因此，可以将树脂添加到前磨牙的颊尖以评估颊廊减小的效果。

最后，应根据上颌模拟的情况来评估下颌牙齿的情况。尽管据报道上下咬合平面的协调一致仅存在于25%的人群中[16]，但依然可以考虑在下中切牙的近中面添加树脂，目的是获得与上颌中线一致的垂直参考线。

语音测试有助于确定前牙的长度和颊腭侧的宽度。当患者发"F"音时，通常从40数到50（英文形式），如果发音嘈杂且不精确，可能需要缩短上中切牙长度。如果腭面过大（这可能会限制正中运动，并感到不舒服），这将不能有效的发出"S"音，可以通过要求患者从60数到70（英文形式）进行发音测试[17]。

完成口内模拟后，用镜子向患者展示已完成的效果，获取口内模拟的高质量照片，考虑拍摄视频评估动态效果，例如让他们讲话、发音。这时可以很容易地根据患者的需要进行调整，并通过简单地添加或去除树脂复合材料来进一步完善牙医与患者之间的共识。

一旦达成共识，在移除口内模拟树脂之前，应使用合适的藻酸盐、硅橡胶或数字3D扫描对模型进行准确的印模（图8.2）。

上述记录（包括任何进一步的信息，如咬合记录）应与详细的咬合记录、美学参数和照片一起发送到技工室，以便形成美学和功能的诊断蜡型。

## 8.3.2 数字化微笑评估

随着数字化摄影和信息技术软件的进步，利用牙科美学中普遍接受的概念，例如相关的比率、比例、牙齿位置/排列、外形/形状和颜色相关的概念，已可以进行数字化美学设计（图8.3）[17]。数字微笑评估（DSE）的过程需要使用带微距镜头的高分辨率数码相机拍摄一系列全脸照片，然后使用编程的数字标尺评估患者的美学区。通过使用该软件工具，临床医生能够显示不同的牙齿比例（在牙齿磨损的情况下可能特别有用），从而：

- 模拟改变牙齿排列后效果
- 试验一系列可用的不同牙型（目的是使用不同牙型库与患者的面部特征相协调）
- 显示与牙齿颜色改变后相关的参数效果：明度、彩度、对比度和饱和度

使用这些工具，再加上患者的主观要求，牙医就可以设计个性化的美学特征。牙科技师可以使用这些信息来准备诊断蜡型，并将增加信息通过电子化的方式进行添加，然后使用CAD技术制造虚拟蜡型。

## 8.4 评估诊断蜡型

确定了修复材料后，牙科技师制作诊断蜡型来满足患者的审美和功能需求。通常将模型安装在精确的𬌗架上来完成，常使用Arcon半可调𬌗架就可以。

从实用角度来看，如第6章所述，在计划对磨损牙列进行修复重建时，许多医生经常将交互保护𬌗（MPO）的概念用作建𬌗的终点（在条件允许的情况下），尖牙引导/尖牙保护𬌗被认为更合理、更有保障（假设尖牙是健康的）[18]。与工作侧的多颗后牙提供下颌引导（组牙功能𬌗）的情况相比，这种咬合方案在进行修复重建时，从技术/临床角度来看也相对容易实现的[18]。

作为有效沟通的一部分，临床医生必须向技师提供清晰准确的咬合记录以及上述所有其他相关的细节信息。单独的诊断蜡型在传递美学变化方面的好处有限。使用简单的技术，诊断蜡型的信息很容易地转移到患者口内，使他们能够在口腔内看到变化。下面将详细介绍该技术。

收到完整的诊断蜡型后，应仔细评估。如果满意，应使用加成型硅橡胶（PVS）硅橡胶的材料或真空成型的聚合氯乙烯（PVC）硅橡胶在蜡型模型上制备蜡型印模。应使用凡士林轻轻润滑患者的牙齿（同时确保适当地封闭硬组织倒凹），选择放置在印模/基质中临时冠桥树脂的颜色，确保放置的材料大致匹配使用的蜡量（避免需要修剪过多的固化树脂）。然后将印模/基质小心地放入口内；固化后，可以仔细修剪树脂基材料，并进行适当的调整。

或者，可以由牙科技师制作"加法微笑设计"（例如在美国，使用牙科树脂材料进行的树脂加法微笑设计），或者使用CAD软件，使用数字化设计一个可以制作硅橡胶印模的打印模型（DSD Connect，DSD Technology，罗马尼亚），然后用于制作如上所述的口腔内模拟印模[17]。

对蜡型（有时称为"试验性微笑设计"）口内模拟应该进行严格的评估，包括其美学、咬合和发音等特征，如前所述。在某些情况下，可能会出现需要调整蜡型并重复该过程的时候。使用模型的照片和/或视频不仅会促进与技师的沟通，还可以为患者提供信息，他们可以带走这些信息，以便对修复建议提出更明智的决定/治疗计划，让他们有机会和时间与朋友/家人以及牙医讨论问题。视频的使用对于建立嘴唇、口周组织与牙齿位置和可见的牙槽轮廓的动态关系也非常重要。

## 8.5　结论

制订合乎逻辑且适当的治疗计划以满足牙齿磨损患者（有时可能非常复杂）需求非常重要。在达成共识后，应要求患者签订知情同意书。

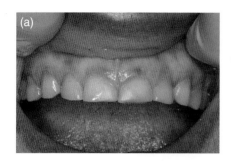
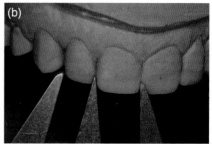
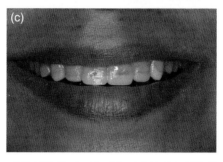

图8.1　患者使用蜡在口腔外制作模型，然后使用硅橡胶和树脂临时冠桥材料转移到上前牙。（a）患者磨损的上前牙的术前视图；（b）诊断蜡型；（c）根据由诊断蜡制成的印模进行口内模拟，使用临时冠桥材料将设计可逆地转移到患者的前牙牙列上。

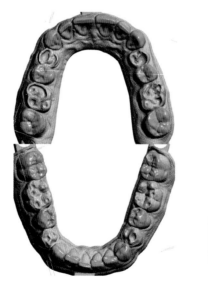
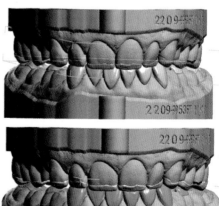

图8.2　数字化口内模拟。

数据采集　　　　　准备　　　　数字化蜡型　　　　治疗后

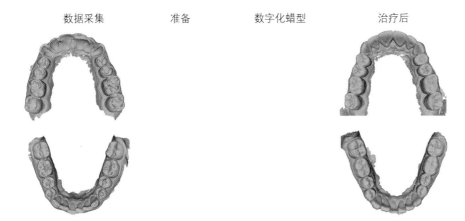

图8.3　使用CAD/CAM数字化模型制作的临时修复体。

## 第9章
## 牙齿磨损修复中的概念
## Concepts in the Restoration of the Worn Dentition

## 9.1 简介

一般来说，对于牙齿磨损的修复可能涉及在磨损表面添加修复材料，有时只需要磨除很小的一部分牙体组织做减法（通常利用牙齿粘接的概念仅限于微量的改变），或必要时使用去除牙齿组织的保守/传统的修复技术。

本章的目的是：

- 探讨使用粘接修复/修复材料与传统预备/常规方法治疗牙齿磨损之间的差异
- 简要概述牙齿粘接的基本概念
- 考虑一些有助于促进有效粘接的牙科实用技术

然而，重要的是要注意，某些形式粘接固位修复体的应用也需要有计划的牙齿预备，以便成功控制牙齿磨损。

## 9.2 粘接技术与传统牙体预备方法治疗牙齿磨损的效果比较

过去，传统的修复技术（包括全覆盖和部分覆盖牙冠的方法）均可用于治疗牙齿表面缺损[1-2]，此类修复体依靠机械固位（固位和阻力形式）。通过牙齿预备以及粘接剂、牙体组织和修复材料的摩擦提供机械固位力。

然而，随着粘接技术的不断发展、牙科材料性能的提升，以及对常规修复技术带来的一些长期并发症的了解和研究，采用最少干预的微创修复治疗方法日渐普及，同时进一步强调了获得患者有效知情同意的重要性，

*Practical Procedures in the Management of Tooth Wear*, First Edition. Subir Banerji, Shamir Mehta, Niek Opdam and Bas Loomans.
© 2020 John Wiley & Sons Ltd. Published 2020 by John Wiley & Sons Ltd.
Companion website: www.wiley.com/go/banerji/toothwear

使用粘接微创修复技术治疗牙齿磨损越来越普及[3]。

用非常简单的术语来说，对于磨损的牙齿，使用直接粘接技术（涉及牙科材料的化学耦合，没有明显宏观上减小牙齿的体积）提供了替换/替代牙齿组织缺失的方法。然而，在生理环境中（主要是由于存在牙槽代偿等的可能性）[4]，由于修复体现在可能处于高出咬合面的状态，仅仅恢复缺失的牙体组织可能会出现新的问题。

虽然在某些情况下，可以在咬合面上进行直接修复，并作为治疗计划的一部分（如第5章和第11章所述）[5]，对于在咬合面上修复可以直接使用树脂修复技术，也可以采用保守的某些类型的"粘接"修复体进行间接修复。虽然后者可能需要一定程度的牙齿预备，但粘接固位此类修复体比机械固位牙齿磨损量更少，特别是在更大范围的修复体固位时（例如全覆盖牙冠，尤其是采用传统方法固位）。

基于上述情况，有必要提到欧洲共识声明《严重牙齿磨损管理指南》[6]中表达的观点，其中指出：

当有临床指征时，修复治疗应尽可能采用"加法"而非"减法"，因为后者涉及去除更多的牙齿组织。为了保护牙齿结构和牙髓，最低限度的干预涉及直接、间接或混合技术的方法优于破坏性的传统间接修复方法，这些方法需要磨除大量的牙体组织，牺牲健全的牙齿组织。

这种方法也得到了欧洲保守牙科联合会的认同，可以用于牙齿腐蚀磨损的修复[7]。然而，对于治疗牙齿磨损患者的临床医生而言，在确定可能的治疗方案时，通常需要考虑大量相关因素。应仔细评估这些因素，并与患者讨论，这将在下面进行叙述。

### 9.2.1  牙体组织的磨除

传统的修复需要去除大量完好的牙体硬组织。事实上，据估计在准备接受金属烤瓷冠或全瓷冠的牙齿准备过程中，可能会损失62%～73%的冠方牙体组织，而在接受扩展邻面的贴面修复时，只会丧失30%的健康牙齿组织。

相比之下，预备和粘接固位修复（例如使用直接复合树脂材料修复）来修复缺损的牙齿组织可能只涉及微创修复技术。为了提高此类修复体的固位力（如下面进一步讨论的），临床医生有责任尽可能多地保留可用的牙釉质，以帮助确保获得成功的粘接。

在传统修复时，牙齿预备过程不仅会导致残留牙釉质的损失，还会降低牙齿的内在强度，可能引起牙髓和/或牙周并发症，而且同时可能会降低修复体和牙齿本身的寿命[9]。

对于患有牙齿磨损的患者，在进行传统固位修复时，牙齿硬组织的磨除会产生有害影响，特别是现有的牙齿硬组织本身就可能已经受到了潜在显著磨损的影响[3]。

### 9.2.2　牙髓组织创伤的风险

在进行全瓷修复的牙齿预备过程中（过去未受龋齿影响的牙齿）可能会持续存在不可逆的牙髓组织损伤，这是由深度牙体预备的过程中持续产热和物理损伤综合因素引起，也与临时修复后存在微渗漏导致细菌进入，和/或暂时/临时材料对牙髓组织的直接毒性作用相关[9~10]。

对牙髓组织的影响不仅可能导致急性牙髓炎，还会导致牙齿变色、慢性牙齿敏感和/或由于不可逆的牙髓坏死需要进行牙髓治疗和/或拔除。

全覆盖修复体对牙髓组织健康的影响已被充分的证明。Saunders于1998年报道了苏格兰人亚群中19%冠修复的牙齿有根周疾病的放射学影像[11]，1984年，Bergenhotlz和Nyman确定在患有晚期牙周病的患者中，牙周和修复治疗后发生牙髓并发症的风险为9%[12]。

尽管此后有人提出，在积极治疗后的10年内，对牙齿预备和牙冠修复后，牙髓活力丧失实际的发生率为4%～8%[13]，在牙齿磨损病理因素影响下，牙髓组织可能已经持续受到引起牙齿磨损病原因素累积损伤的压力，这样会增加牙髓并发症的风险。此外，在涉及磨损影响的牙齿殆面制备过程中，由于磨损后牙齿受到的影响较大，髓腔更接近于表面，更可能出现医源性的牙髓暴露。对于可能出现牙髓组织并发症的牙齿，不需要采取任何大范围的、明显的牙齿组织预备，这将会降低牙髓组织并发症的风险，以上内容将在第10章中将进一步讨论。

### 9.2.3　需要医生要有一定的临床操作技能以及必要可用的剩余牙齿组织的质和量

提供传统固位修复体的过程需要临床医生执行精确的牙齿预备，提供必要的固位和抗力形，并确保必要的咬合间隙，以满足修复材料的空间要求。否则将可能会显著影响最终修复体的寿命、耐用性、美观性和功能。

在牙齿磨损的情况下，牙齿硬组织的缺失可能会使牙齿预备极具挑战性。可能需要选择其他治疗方法（有时需要做出妥协，例如使用替代材料），可能需要（有时是复杂的条件下）进行修复前的预处理，包括牙周手术、正畸治疗、选择性牙髓治疗（也可能涉及预备桩核固位）[3]，或在其他方面做出妥协，例如牙齿美学等问题。这些方面将在第11~第14章中进一步详细讨论。然而一般而言，当冠高可能 < 5mm时，应考虑齿冠延长术来重新定位牙龈边缘[14]。

对于粘接固位的修复体，还需要术者良好的技能/知识和经验。对于粘接修复来说，最重要的是要有大量高质量的牙釉质，并且需要在进行粘接时提供良好的隔湿环境。这些问题将在下面进一步讨论。尽管如此，在不利的条件下，可能会建议不使用粘接性固位的修复体，这方面将在第13章中的病例中进一步讨论。

### 9.2.4 临时修复

传统（非椅旁、技工室制造）常规固位的修复需要进行临时间接修复。在进行最终修复体制作时，临时修复体将用于维持功能和美学，以确保口腔的健康和安全。当进行直接复合树脂修复时，就不需要制作临时修复体。使用临时修复体无疑会增加整体的治疗成本、复杂性以及引起进一步的风险，例如产生病变、延长整体的治疗时间。

但是，合适的临时修复体可以帮助临床医生验证治疗计划的功能、咬合和美学变化[14]；可以将已建立的特征"复制"到最终修复体中（如第5章和第13章中进一步讨论）。这有助于提高整体治疗结果的预期[3]。

然而，采用微创技术，例如直接复合树脂修复，修复体可以很方便地调整（通过添加或减少）或移除而不会持续产生任何不可逆的损伤，这将允许术者有机会以较低的风险去尝试改变治疗方案[3]。相比之下，进行常规机械固位修复导致的牙齿组织损失将是不可逆的，如果患者无法接受/耐受美学和/或功能，可能会造成严重的临床问题（以及潜在的医疗–法律上的问题）。

### 9.2.5 治疗成本/时间成本

患者治疗牙齿磨损相关的费用（通常是昂贵的）有时会成为治疗的障碍。

关于粘接固位与传统机械固位修复的应用成本，经常存在一些争论。世界上不同国家之间报销系统的差异进一步加剧了这种情况。如第11章所述，通常树脂复合材料可以直接应用于治疗牙齿磨损（特别是涉及前牙）。虽然使用此类修复体具有良好的中短期存活率[15]，但长期成功可能会因需要大量的维护和修补治疗而受限[14]。对患者而言，这可能会长期加大患者的经济支出。

尽管在刚开始制作时，复合树脂直接修复估计比间接修复治疗时间少约3倍[3]，但是由于（一般）更坚固/耐用的修复体，中短期的维护需求较低（例如全覆盖牙冠），后者最终可能会有相对较少的经济负担以及更长的有效时间（为了确保持续的功能，要减少冗长且不受欢迎的计划外的复诊次数）。

事实上，Bartlett[14]已经建议，在酸蚀与牙齿磨损的病因学相关的情况下，牙冠修复可能被认为是一个合理的选择。然而，如果严重的磨牙症是主要的致病因素时，就不能保证任何修复都会成功。因此，牙冠可能不是一种适当的干预形式。如果要进行牙冠修复，笔者认为对于主要由酸蚀性原因引起牙齿磨损的患者，可以考虑全瓷牙冠修复，但对于具有磨牙症潜在病因的患者，金属烤瓷冠，或者在可能的情况下，全金属（金）冠可作为更好的治疗选择[14]。

### 9.2.6 应急计划

虽然直接复合树脂修复牙齿磨损[14]可能需要持续的维护（其中出现较高频率的是修复体微小的破损），但遇到的问题常常是易于修复的，或至少有可能采用间接修复的方法修复（有时采用机械固位）[16]。事实上对于某些患者，粘接性修复体最初可能被定义为中期/过渡修复[3]，最终，在患者确定接受美学和功能改变后，可以考虑使用更坚固的修复材料替换临时修复体（有时涉及使用传统的固位技术）。这也可能有利于分散降低修复磨损牙列的成本，能够以更可预测和更可靠的顺序来进行间接修复。最近的研究报告证实了直接复合材料治疗牙齿磨损的可靠性，而间接复合树脂材料，虽然更耐磨，但似乎会导致更多的大块断裂。

虽然一些有限的证据支持依赖于牙体预备抗力形和固位形的传统修复，在中长期与微创粘接修复相比可能具有更高的寿命[16]，但同样的证据也强调了，传统长期机械固位引起失败的问题却是灾难性的，其中牙髓治疗或拔牙可能被证明是修复周期的下一个步骤。因此，传统修复的计划可能证明会更具挑战性（如果确实可行的话）。

### 9.2.7　美学结果

全覆盖修复体的优点在于可以帮助术者对美学预期的结果有进一步的控制。相比之下，简单地将材料粘接到牙齿表面而不进行任何牙齿的预备时，牙齿和修复材料之间出现美学差异的风险就会增加。在某些情况下，这可以通过将修复材料延伸到整个唇颊面来测试，但这将导致不良的牙齿外形轮廓，可能会影响美学修复效果，并影响口腔的健康状况（例如修复可能导致牙齿外形轮廓的改变，从而导致进一步的牙菌斑滞留，牙龈炎、牙龈萎缩或牙周炎）[8]。

因此，在治疗期间与患者进行清晰的讨论很重要。有证据表明，当患者被充分告知关于美学区拟定的治疗计划时，他们可能更倾向选择保守的修复方法和牙色的修复材料，而不是更具破坏性的全瓷修复，牙齿的存留率比修复体的存留或美学修复效果更有价值[17]。还有研究表明，患者并不认为全瓷修复一定比复合树脂修复更美观[17]。

在这种情况下经常采用实用美学的概念，对于许多患者来说，轻微的美学妥协可能是可以接受的，以换取对牙体组织的保护，避免有创的牙周手术[18]。

## 9.3　粘接修复的概念

市场上有大量的粘接剂系统。通常，粘接剂系统包括：

- 酸蚀剂
- 底漆
- 粘接剂

以上每种都在与牙釉质和牙本质结合时发挥作用。出于表述的目的，牙釉质粘接和牙本质粘接的主题将被分开考虑。

### 9.3.1 牙釉质粘接

牙釉质酸蚀通常使用37%的正磷酸，典型的pH为0.5。虽然其均匀性较差，但是该试剂不仅使牙釉质中的羟基磷灰石结构脱矿，而且还可以作用于牙本质组织。酸蚀剂对牙齿硬组织的作用是在微观结构中产生孔隙，使具有流动性的树脂随后通过这些孔隙渗透，形成微机械锁，通常称为树脂钉突。

产生这种酸蚀效果的另一种方法是使用酸性底漆。例如，如在自酸蚀和通用粘接系统中，使用磷酸酸蚀剂和冲洗技术的粘接通常对牙釉质的粘接最可靠，因此推荐用于大多数牙齿磨损病例使用。

使用酸蚀剂会导致玷污层溶解（酸蚀和冲洗）或改性（自酸蚀）。玷污层是由牙体预备过程中形成的碎屑组成的薄层，在酸蚀和冲洗过程中，该玷污层被去除（冲洗掉）；而在自酸蚀系统中，酸性单体酸蚀玷污层和表面，导致单体成为粘接剂层的一部分。在粘接期间控制该层的方式会影响粘接的强度，如下所述：

典型的磷酸酸蚀后，复合树脂材料在牙釉质表面获得的粘接强度大概在20MPa的范围内，这被认为足以抵抗复合树脂材料聚合收缩产生的应力[19]，取代了当代牙本质系统所能达到的粘接强度。在某些牙齿磨损的情况下，牙釉质组织严重缺损，牙釉质四周边缘残存釉质通常被称为"有利牙釉质环"，为临床医生提供安全、严密的颈周边缘密封。这些区域常见于上颌前牙腭侧表面严重磨损的患者，其中牙龈边缘牙釉质明显的残留存在被认为是由周围龈沟液提供的保护。

微观上，磷酸酸蚀牙釉质后会形成各种酸蚀图案，通常被分为Ⅰ型、Ⅱ型或Ⅲ型。Ⅰ型是棱柱间牙釉质的丢失，作为Ⅱ型的一部分，反倒观察到棱柱内牙釉质缺失。Ⅲ型是Ⅰ型和Ⅱ型的组合。有人建议Ⅱ型是树脂粘接的理想底物[20]。

釉柱排列的方向也被证明对釉质的粘接抗拉强度有显著影响，复合树脂与釉柱平行粘接时会产生更高的微拉伸粘接强度，应高于垂直的釉柱方向粘接[21]。

也有文献对选择性牙釉酸蚀的过程进行了描述[22]。作为这种方法的一部分，牙釉质边缘用磷酸酸蚀，牙本质组织避免酸蚀剂的影响，当使用自酸蚀或通用粘接剂时，牙釉质边缘不易被染色，建议使用这种方法，通过形成牙釉质复合界面来保护牙本质结合[23]。

### 9.3.2 牙本质粘接

虽然普遍认为，牙本质粘接比牙釉质粘接更难预测。但是，由于许多重度牙齿磨损的患者可能会出现大量牙本质暴露，因此与牙本质实现有效粘接对于成功的粘接修复就至关重要。

牙本质粘接的困难主要是由以下原因造成的[24]：

- 组织含水量更高（约10%）
- 该组织的结构异质性（存在管状结构排列）
- 更高的有机物含量（胶原纤维约40%），而不是牙釉质的高度矿化、棱形、疏水性
- 牙本质组织与粘接剂之间形成结合的长期稳定性
- 活髓产生的髓腔内流体压力，导致表面潮湿的风险持续存在，可能会危及充分的粘接

牙本质粘接通常包括三个阶段：预处理（由使用酸蚀剂获得）、底漆和粘接。预处理过程去除或修整玷污层，将在下面进一步讨论。

市场上有大量不同的牙本质粘接系统，但总的来说，当前的粘接剂可分为：

- 酸蚀和冲洗（也称为酸蚀和粘接或全酸蚀）：包括同时酸蚀牙釉质和牙本质，然后进行冲洗处理，以去除玷污层
- 自酸蚀：这些包含涂布底漆和粘接剂，可以分类进一步分为：①具有强酸蚀潜力；②具有温和酸蚀潜力
- 通用系统：这些包含底漆和酸蚀剂，并可以在自酸蚀模式以及酸蚀和冲洗模式下直接使用粘接剂

自酸蚀系统似乎对许多临床医生都有吸引力，因为使用自酸蚀具有务实（省时省力）的好处。然而，系统性回顾研究的证据表明，某些系统类型的效果，特别是强自酸蚀粘接剂并不理想（通过它们在非机械固位洞型中固位修复体的功能来评估，例如Ⅴ类洞）[25]，这可能是因为强自酸蚀系统

产生的聚合物盐更易溶解，长期导致粘接层变质。虽然温和自酸蚀系统中的pH水平可能很低，且足以酸蚀牙本质表面并进行粘接，但这些产品的pH低于常用磷酸的pH，因此使用自酸蚀系统与牙釉质组织的结合强度通常较弱，这也是许多人认为在酸蚀牙釉质时，使用单独酸蚀，然后进行底漆和粘接或全酸蚀是完成该过程金标准的原因[26]。但是，温和的自酸蚀系统，尤其是两步法系统，在临床V类洞的病例中显示出更好的效果，这些粘接剂也属于处理此类问题的金标准[27]。

Burke[28]提出，在具有大量牙本质暴露、几乎没有剩余牙釉质的牙齿磨损病例中，以及牙体预备不能提供足够的机械固位力和抗力形的病例中（牙本质的粘接作用可能对修复体的生存至关重要），在出现进一步的实质性证据支持的情况下使用自酸蚀系统之前，应优先使用酸蚀和冲洗系统。

### 9.3.2.1　底漆

非酸蚀底漆用于使用磷酸对釉质进行必要处理后的粘接系统，它们是具有双功能分子结构的粘接促进剂，包括具有疏水性的单体成分，该成分对牙本质小管中任何暴露的胶原蛋白都具有亲和力，疏水性单体可以与粘接剂中存在的树脂形成化学键结合。这会在牙齿表面、底漆和树脂粘接剂之间形成杂化层。所有这些牙本质底漆还含有溶剂——乙醇或丙酮，使底漆能够进入由磷酸酸蚀后产生的脱矿组织。酸蚀和冲洗系统的一个缺点是，酸蚀结合（过度）的干燥可能会导致胶原蛋白塌陷，从而阻止底漆的浸渍以及随后在脱矿区的粘接。乙醇基底漆，通常也含有水，可以补偿这种影响，因为它可以作为再润湿剂。以丙酮为溶剂的引物对胶原蛋白塌陷特别敏感，对于这些系统，湿粘接技术是强制性的。然而，这种技术可能很难标准化，因此这可能是术后敏感性的一个原因，尤其是近几代基于丙酮的粘接剂的效果并不好。

甲基丙烯酸羟乙酯（HEMA）在大多数底漆中都有，与乙醇或丙酮等溶剂一起帮助从牙本质表面置换水。在溶剂蒸发时，牙本质基质中会留下孔隙，这将增强粘接力。

市面上销售粘接系统的其他双官能单体还包括4-甲基丙烯酰氧基偏苯三酸酐（4-META）和2-甲基丙烯酰氧基乙基苯基磷酸氢酯（phenyl-P）。最好的功能单体似乎是10-甲基丙烯酰氧基偏苯三酸酐（10-MDP），它与牙本质中的钙形成化学键，包括纳米层，从长远来看，可提高牙本质结合的质量。10-MDP单体已获得可乐丽多年的专利，最近又推出了其他品牌，各个品牌之间的单体质量存在显著差异[2]。

自酸蚀剂的底漆包含上述单体，但也包含用于溶解羟基磷灰石的酸性单体。溶剂始终是水，与乙醇和丙酮相比，水更难去除，并且需要临床医生进行更准确的干燥过程。

自酸蚀牙本质粘接的优势在于脱矿区始终包含单体。不存在胶原蛋白塌陷等问题，并且自酸蚀系统以其术后敏感性低的发生率而闻名。

### 9.3.2.2　粘接树脂

最常用的粘接树脂基是双酚A双甲基丙烯酸缩水甘油酯（BisGMA）或氨基甲酸酯二甲基丙烯酸酯（UDMA）。由于这些单体本身既具有粘接性又具有疏水性，因此通常将其稀释在黏度较低的亲水性单体中以提高其润湿性。最常用的稀释剂包括甲基丙烯酸羟乙酯（HEMA）和三甘醇二甲基酰化物（TEG-DMA）。10-MDP等功能性单体也经常添加到粘接剂中。

那些不使用单独底漆的粘接系统需要包括水、丙酮或乙醇等溶剂。由于这些溶剂需要被挥发掉，然后才能在粘接层中留下孔隙，因此这些系统在临床上已被证明与那些按顺序应用底漆和粘接系统相比性能较差。

在功能良好的粘接系统中，粘接树脂将进入通过酸蚀过程去除的污迹层和羟基磷灰石晶体表面层脱矿所产生的孔隙，形成树脂钉突来提供微机械固位力，以及通过牙本质小管的渗透和与底漆形成化学键结合，进一步形成混合层。

牙本质组织学变异，例如随着衰老过程的发生（牙本质硬化以及修复性和反应性牙本质形成过度矿化的底物）或随着牙本质接近髓腔而发生的牙髓变性（伴随着牙本质小管数量的增加导致"更湿润"的粘接表面）也增加了复合树脂材料与牙本质粘接的强度。事实上，与正常牙本质相比，由于形成薄树脂钉突且没有形成混合层，高矿化牙本质之间的粘接强度明显更低[26]。

### 9.3.3　临床上粘接剂的分类

通常是按照粘接剂的引入顺序来指代粘接剂的分类。前三代也许被认为已经是过时的了。第四代（也称为1型）自酸蚀粘接剂基于三步全酸蚀技术，与第六代一起被视为当代牙科临床实践的金标准[27]。第四代粘接剂包括应用单独酸蚀剂的阶段（37%正磷酸）使牙釉质完好20秒，牙本质10～15秒（完全蚀刻技术），然后用水彻底冲洗掉。这个过程去除了混合层。接下来是放置专用的底漆，最好使用乙醇，以避免胶原蛋白塌陷。通常提倡温和干燥底漆以允许溶剂蒸发，然后放置粘接树脂。

市售的1型第四代粘接系统的例子包括Optibond FL（Kerr）、All-Bond 2（Bisco）和Adper Scotchbond MP（3M ESPE）。使用第四代系统获得的粘接性比后续产品更持久。

第五代（2型）系统的特点是双瓶工艺包括帮助去除污迹层的单独酸蚀剂与组合的底漆和粘接剂。常用的例子包括OptiBond Solo PLus（Kerr）、Prime and Bond NT（Denstply-Detrey）和Excite（Ivoclar, Vivadent）。在冲洗和干燥蚀刻剂的过程后，使用这些粘接剂时胶原蛋白层有干燥塌陷的风险。需要避免胶原支架的塌陷（通过过度干燥）以产生足够的粘接强度。因此，需要湿润或润湿牙本质，通常是通过用一种湿润的脱脂棉来实现的。不同临床医生对后者使用上的差异可能会影响粘接剂的结合效果。使用这些系统，尤其是那些基于丙酮的系统，可能会在未正确应用湿粘接时出现术后的敏感问题。

第六代和第七代（分别为3型和4型）在处理玷污层的方式上有所不同。虽然它们的目标是获得与牙釉质类似的粘接，但它们不会像前几代那样以相同的方式去除玷污层，而是渗透玷污层，将其溶解，并将其结合到最终的粘接剂界面中[25]。两代不同之处在于第七代粘接剂为单瓶系统，结合酸蚀剂、底漆和粘接剂，第六代采用双瓶、酸蚀和底漆组合以及单独的粘接树脂。第六代（连同第四代）粘接剂被认为是金标准的粘接剂。

第六代试剂的商业产品包括Clearfil SEBond（Kuraray）和One Coat SE Bond（Coltene, Whaledent），而受欢迎的第七代粘接剂包括Adper L-Pop Prompt（3M ESPE）、G Bond（GC）和iBond（Heraeus Kultzer）。已经表明，第七代粘接剂获得的粘接强度要比第四代和第六代弱，因此增加了粘接界面破坏导致的修复失败的风险。

第八代或通用粘接剂可以作为单独的底漆和粘接，或组合底漆和粘接使用。临床医生可以选择应用磷酸酸蚀作为选择性酸蚀或全酸蚀。通用粘接剂还包含用于粘接修复材料的硅烷偶联剂。这些粘接剂声称可以简化粘接程序，但长期临床结果尚不明确。第八代粘接剂的商业示例包括Clearfil Universal Bond和Scotchbond Universal。

鉴于粘接剂的代数增加，最好细分采用一步、两步或三步粘接方式可能会更有利于粘接。

## 9.4　尝试应用粘接剂技术治疗牙齿磨损的一些务实方法

从临床角度来看，为了在牙科粘接材料、粘接剂和磨损的牙齿之间实现理想的粘接，考虑以下一些方面因素可能是必要的：

应使用适当的隔离技术来提供无水和无唾液污染的环境，有利于实现最佳的树脂粘接。理想情况下使用橡皮障，然而，特别是当牙齿磨损延伸到舌面和颊面的牙龈边缘时，某些技术［如咬合直接塑形（DSO）技术，请参阅第14章］无法使用橡皮障。在这些情况下，精心放置楔子和豆瓣成型片，并结合其他器械，例如Optragate（Ivoclar Vivadent）（图9.1）、棉卷、吸唾管以及椅旁护士的协助等来控制湿度。

牙釉质边缘的准备：虽然一些操作者选择去除任何无支撑的牙釉质组织（使用棕色硅橡胶头、盘型砂石或超声波仪器），但对于磨损的牙齿，尤其是在龋坏处保留尽可能多的牙釉质是很必要的。任何宏观牙体预备，包括斜面预备，都可能以牺牲边缘封闭为代价。

对于前牙，一些临床医生提倡对唇侧/颊侧牙釉质边缘进行斜切（0.5~1.0mm）（可能存在适量的残留牙釉质，尤其是无棱形牙釉质）。因为它会暴露横向釉柱，从而为酸蚀和粘接提供更大的表面积，可以提供更有效的酸蚀效果。

然而，对于斜面的大小和形式似乎存在不同意见。一些医生主张使用两部分斜面，初始斜面较小（可能＜1.0mm）为45°，然后是更宽的扩散扇形斜面，不那么陡峭，但宽度略长，以进一步增强树脂复合材料与牙齿之间的过渡。

斜面的预备可能最好使用火焰形抛光车针或细金刚砂车针。一般来说，使用金刚砂车针"研磨"釉质后的效果会产生较厚的玷污层。相比之下，碳化钨钢车针将提供"切割"表面的效果，最终形成更清洁、更少污迹的蚀刻表面。

　　在腭/舌表面上，由于美学不太重要，使用较长的斜面没有什么好处。由于看到釉柱排列的变化，在这些位置通常也优于对接边缘。在笔者的临床实践中，很少对牙釉质进行斜切。

　　在牙体预备后和酸蚀之前对牙釉质进行喷砂处理是有益的，有助于去除任何外源染色，并有助于提供微机械固位。

　　良好的做法是确保完全去除酸蚀剂以及任何溶解的磷酸钙沉淀物，产生清洁的酸蚀区域，同时确保使用的气枪和水注射器没有污染物（尤其是压缩机油）。在酸蚀冲洗和干燥过程完成后，将大容量吸唾器尖端靠近牙齿是很有用，这可确保表面在进行下一步之前保持干燥。

　　光学放大镜可用于确保粘接剂均匀地应用于整个粘接剂界面，避免粘接剂的过度聚集也很重要。

　　必须密切注意粘接剂应用的时机和方式。

　　还应仔细监测光固化装置，因为它们的固化强度可能会随着时间的推移而逐渐下降，并且需要定期测试。使用光固化时，最好将光固化尖端靠近表面，然后在牢牢握住的同时开始激活，这将有助于确保材料接受完全推荐的聚合过程。

## 9.5　结论

　　总之，必须要确保提出、讨论所有的治疗方案，作为整体治疗的一部分，还应评估长期护理需求。在可能的情况下，应采用微创方法来治疗牙齿磨损。应保留所有治疗计划讨论的记录，还必须对牙齿粘接的概念和用于确保最佳修复效果的材料有充分的认知。

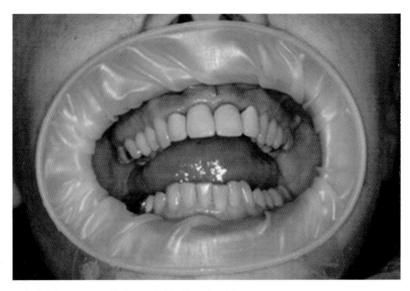

图9.1 患者用Optragate分离口唇以促进牙齿隔湿。

## 第10章
## 牙科材料：修复牙齿磨损的材料概述
## Dental Materials: An Overview of Material Selection for the Management of Tooth Wear

## 10.1　简介

可用于修复牙齿磨损的材料很多[1]。虽然深入分析每种材料的化学成分和物理特性超出了本文的范围，但对于临床医生而言，熟悉用于修复磨损牙列各种材料的特性却至关重要。目前，在牙列缺损修复中，没有任何决定性证据显著支持某一种材料要绝对强于另一种材料，或某一种修复技术（直接法或间接法）有绝对的优势[2]。但是，某些材料可能更适合治疗某个类型和/或某种原因导致的牙齿磨损，例如对于有磨牙症或功能异常活动倾向的患者该材料的修复治疗效果更佳[3]。

Poyser等指出[4]，患牙在牙弓内的位置，以及剩余牙齿组织的量，将有助于医生选择最合适的修复形式。以往主要用传统的修复形式（例如传统的铸造合金嵌体、部分和全覆盖贴面或金属烤瓷冠），但随着粘接技术的进步和材料性能的提高，有更多其他的修复材料和形式也可供选择，其中包括：

• 直接复合树脂修复
• 间接复合树脂修复
• 铸造金属粘接修复（金属腭贴面和金属粘接嵌体）
• 全瓷粘接修复
• 聚合瓷粘接修复

本章将对上面列出的修复材料以及常用于治疗磨损牙列的修复体（包括传统机械固位的修复体，如第9章所述）进行概述，还将根据已报道的文献数据，对牙齿磨损修复材料的临床表现进行评估，特别是牙齿磨损的修

*Practical Procedures in the Management of Tooth Wear*, First Edition. Subir Banerji, Shamir Mehta, Niek Opdam and Bas Loomans.
© 2020 John Wiley & Sons Ltd. Published 2020 by John Wiley & Sons Ltd.
Companion website: www.wiley.com/go/banerji/toothwear

复体一般需要患者终身维护。因此，在治疗开始前就这一点要与患者进行充分有效的沟通，保证患者完全理解，并获得患者的知情同意，而且治疗过程中需要对治疗内容以及情况进行完整、清晰、实时的记录。

还有一点需要注意的是，目前对于传统机械固位间接修复体在牙齿磨损治疗的成功率/存活率的相关科学数据非常有限。

## 10.2 复合树脂材料治疗牙齿磨损

复合树脂通过直接修复技术（椅旁）或间接修复技术（技工室制作）用于牙齿磨损的修复治疗。

### 10.2.1 复合树脂直接修复技术

在过去的30年中，复合树脂在前牙修复效果得到了充分的证实（图10.1和图10.2）。用复合树脂直接修复技术进行牙齿磨损治疗有以下几方面的优势[5]：

- 较好的美学修复效果
- 更微创的治疗方法
- 作为诊断工具来验证治疗计划的美学和功能效果
- 牙髓组织相容性良好
- 对颌牙面磨损小
- 易于进行调整和修理
- 价格适中
- 单次就诊就可以完成

复合树脂直接修复技术在牙齿磨损中也存在一些公认的缺点，包括：

- 与金属和陶瓷相比，耐磨性差，用于后牙修复时耐磨性可能不足
- 易折裂，但有证据表明复合树脂直接修复在这方面的表现优于间接修复[6]
- 与全瓷材料相比容易变色和染色
- 与任何粘接微创技术一样，治疗中对牙面湿润程度的控制会影响修复体的寿命，对树脂间接修复更是如此
- 操作复杂，特别是涉及咬合面和邻面修复时，需要术者有熟练的操作技能

某些情况下，复合树脂直接修复也可作为一种过渡修复，定义为中期

修复，用于创伤更大、费用更高的常规修复的前期评估（其中通常需要大范围不可逆的牙齿硬组织磨切）。这时，直接树脂起到诊断修复的作用，复合树脂直接修复非常微创，同时随时可以通过增减材料进行调整，直到获得满意的美学和功能上的效果（从某种意义上说，复合树脂直接修复是一种可逆的治疗）[1]。

局部牙齿磨损的治疗：一些研究评估了复合树脂材料在治疗前牙牙齿磨损中短期的效果（2 ~ 6年）。表10.1是对这些研究结果的总结，因为在口内同时使用了复合树脂直接与间接修复技术，因此表10.1中也包含了间接修复技术的相关数据。但是，关于复合树脂间接修复技术在牙齿磨损治疗中的应用将在后面另行详述。

一般而言，在中短期使用树脂直接修复技术，治疗前牙局部牙齿磨损的存活率是可以接受（或约为90%）[4,7-8]。文献报道中有利用第5章中提到的Dahl概念/相对轴向运动的概念，将树脂直接修复体置于咬合面上加高咬合进行修复。

使用树脂直接充填技术治疗前牙局部牙齿磨损时，医生应该主要关注中短期的机械并发症（包括树脂完全块状断裂、边缘断裂和树脂材料碎裂），此类并发症多与材料的性质相关。树脂基质材料类型、厚度以及材料中填料的比例均与树脂直接修复体的寿命直接相关。事实上，对于咬合力比较大的患者，例如夜磨牙是引起牙齿磨损的病因时，应尽可能避免使用微填充树脂材料，首选混合填料复合树脂材料。

虽然，用复合树脂直接充填技术加高咬合，可以成功解决许多牙齿磨损患者美学和/或功能的需求，但是治疗之前谨慎选择合适的病例是至关重要的。Hemmings等研究发现[7]，对于严重Ⅲ类错𬌗和下颌不对称的患者，使用树脂直接充填技术加高咬合，治疗前牙局部牙齿磨损成功率偏低，在一些病例中，牙齿移动得很快，下颌重新定位可能是牙齿发生快速移动的原因。如第5章所述，下颌重新定位通常先于牙槽骨的代偿过程。Hemmings等的研究中也未发现不利的牙齿移动[7]，例如牙列产生间隙，这提示在应用Dalh技术时，要保证患者有良好的牙周健康和充足的牙槽骨支持。在其他相关研究中，也报道了树脂直接充填结合Dalh技术可以获得较高的成功率，同时也很少见与牙髓、根尖周、牙周和颞下颌关节相关体征/症状相关的生物学并发症的报道，所以应用该技术时仔细筛选患者仍是至关重要的[4]。

　　关于直接树脂充填技术用于前牙局部牙齿磨损的中长期研究中，文献报道的数据差异较大。

表10.1　复合树脂直接修复技术治疗前牙局部牙齿磨损中短期的研究总结

| 研究 | 病例数/牙齿数目/记录细节 | 研究的时间跨度 | 结果 | 结论/讨论 |
|---|---|---|---|---|
| Hemmings等[7] | 16名患者/104个修复体/增加后牙咬合垂直距离1~4mm | 30个月 | 89%的修复体仍可使用，平均耗时4.6个月重新建立咬合接触（范围为1~11个月）；93/104的修复体在使用中 | 直接复合材料可用于中短期治疗复合填料树脂（6例失败）优于微填料树脂（33例失败）患者满意率较高 |
| Redman等[8] | 31名患者/225个修复体；97个直接复合树脂，37个微填充材料，73个间接全瓷修复（"玻璃陶瓷"） | 5个月至6年 | 良好的中短期成功率，5年后直接修复技术失败率更高；间接修复效果良好，但有轻都磨损 | Ⅱ类2分类患者的失败率更高 |
| Poyser等[4] | 18名患者/168个修复体；随机口内分组试验，涉及下颌前牙，𬌗面上放置0.5~5.0mm修复体 | 随访2.5年 | 6%发生完全失败；重建咬合关系平均耗时6.2个月 | 在𬌗面上树脂修复，同时联合Dalh技术，未见牙髓、牙周或颞下颌关节并发症，患者满意度高，边缘折裂和染色发生率高 |

　　一项为期8年，样本超过1000例修复体的前瞻性研究结果显示，树脂直接修复技术治疗前牙局部牙齿磨损，总体的失败率约为7%[9]，修复效果令人满意。但是，其他团体提供的数据却要低于此项研究[10-12]。

　　Gulamali等[10]报道中发现283个修复体（包括直接和间接修复体）10年随访中的中位生存时间为5.8年，其中90%的修复体出现了磨损、边缘变色和/或断裂等轻度或重度的并发症。同时这项研究还发现，二次修理的存活时间为4.8年，对于牙齿磨损的患者，树脂直接修复技术的效果可能要依赖于牙本质粘接技术，而牙本质粘接的长期耐久性欠佳。因此，笔者还预测随着时间的推移，可能会出现更多的并发症。对于重度牙齿磨损患者，机械固位和牙本质肩领的作用要明显降低。虽然这项研究结果显示复合树脂间接修复技术更容易出现微小的并发症，但是实际上直接和间接两种修复技术之间差异非常小。间接修复技术可能会成为更严重牙齿磨损的修复方式，较高的微小并发症发生率可能与间接修复技术在严重牙齿磨损病例中大范围应用有关。这项研究还指出与Ⅰ类或者Ⅱ类2分类相比，Ⅲ类切牙关系的患者成功率更高，这可能是与Ⅰ类和Ⅱ类2分类患者在修复体中会产生更高水平的剪切力和拉伸力有关[8,10]。

Bartlett和Varma的研究[11]报道了成功率是83%，其中失败的原因主要是修复体碎裂或整体断裂；63%的患者口内有至少一处树脂修复体折裂。笔者指出，术者的操作水平和病因可能对预期的修复效果有影响。

作为Poyser等工作的延续[4]，Al-Khayatt等[12]对107个复合树脂直接修复下颌前牙（15名患者）进行了为期7年的随访。虽然只有53%的患者口内所有修复体未出现并发症，总体成功率为51%（成功指没有出现临床问题），但对于失败的修复体，可以进行适度的修复/翻新恢复功能（与Gulamali等报道的7%成功率相比令人满意）[10]。因此，在笔者看来，复合树脂直接充填可以为牙齿磨损患者提供长期的、令人满意的美学效果和较高的长期生存率。

总之，根据现有数据，在上述中长期评估中发现，复合树脂直接修复失败的最常见原因包括脱粘接、碎裂（也称为内聚型破坏）、大块断裂、磨损和变色，但是这些患者却鲜有生物学并发症的报道。此外，Milosevic和Burnside的研究还指出[9]，适当的后牙支撑对于复合树脂直接修复的成功也是至关重要的。

对于复合树脂材料直接修复治疗牙齿磨损的长期数据目前仍然非常缺乏，一项针对复合树脂直接和间接修复技术，治疗重度磨损牙齿10年存活率的研究报告发现，所有复合树脂直接修复的存活率为62.0%（其中前牙复合树脂修复成功率为58.9%），传统间接修复的存活率为74.5%[13]。复合树脂修复中最常见的失败原因是修复体断裂，这种并发症通过简单的修理或更换可以保守地解决。相比之下，传统间接修复的失败通常是灾难性的，经常涉及修复体的完全丧失，往往会导致后续的牙髓治疗甚至拔牙。笔者报道在前牙区直接粘接复合树脂修复的存活率可高达78%。

对于复合树脂直接修复技术用于大范围牙齿磨损治疗的预后，数据十分有限，并且在前牙磨损修复中的相关数据也是多变的。Bartlett和Sundaram[14]报道发现，在应用微填料复合树脂材料，修复具有夜磨牙/咬紧习惯等副功能运动患者的磨损后牙合面时，其预后较差。在3年的观察期内，直接修复的总体失败率为50%。复合树脂修复后牙磨损存在较高失败率，可能与树脂材料通常应用于某些菲薄的区域有关，因此易出现树脂断裂、弯曲、裂纹或碎裂。另外，不同类型树脂材料（微填料）的选择也可能影响最终的修复效果。

相比之下，Schmidlin等[15]和Attin等[16]报道了85例应用混合填料复合树脂直接修复牙齿磨损患者后牙磨损的效果，进行了平均5.5年的观察，结果比较乐观。在这两项研究中，都使用了精细的混合填料复合树脂产品，但是修复体周围会出现轻微变色、损坏以及表面纹理消失和磨损等并发症，笔者提出术后应嘱咐患者佩戴牙合板。

Hamburger等[17]进行了一项样本量更大的研究，复合树脂治疗前牙和后牙磨损修复均表现出了良好的临床效果（2.2%的年失败率）和较高的满意度。在这项研究中，18名全牙列严重磨损患者接受了332个直接复合树脂修复体，来增加咬合垂直距离，其中后牙修复体是用高填料含量的混合填料复合树脂制成。治疗结束12年后再次评估修复体，并使用视觉模拟量表（VAS）采访患者，了解他们对修复体的满意度。最近，Loomans等[18]对34名患有广泛性重度牙齿磨损的患者，总计1256个复合树脂直接修复体，以增加牙列垂直距离，观察期限为3.5年，结果显示此技术的年失败率是2%～3%。在用复合树脂进行前牙腭侧以及颊侧修复时，通过二步法较一步法修复时，更容易在修复体切端界面出现裂纹。这说明即便采用了包括喷砂和硅烷偶联剂在内的修复方法，一次法的修复明显比两次法具有更强的抗力性，两次法更加依赖于界面的性质。

总之，现有临床证据在一定程度上证实，树脂直接修复技术治疗牙齿磨损的中期效果尚可，此类修复体具有诊断的功能，可对修复后的功能和美学进行验证，这时复合树脂材料会成为一种可替代的修复材料，本书后续部分将进一步详细的阐述。由于目前对于烤瓷，全瓷等传统修复方式缺乏远期效果的临床数据，而且传统修复方式的后期一旦出现问题很难通过简单的方式进行修理，因此可以考虑先利用复合树脂直接修复获得10年左右中长期的效果，然后在一次修复出现问题时再进行二次修复，这就是

Creugers[19]提出的牙齿磨损动态修复理念。

在直接树脂修复中，遴选合适的修复材料、选用合理的口腔粘接技术以及良好的操作技能/与充足的经验是修复成功的关键因素。在计划进行直接复合树脂治疗牙齿磨损时，必须告知患者治疗结束后要定期抛光、修理，甚至必要时更换修复体。对于有磨牙症的患者，应适当考虑术后设计佩戴殆垫。

但是，在对不同研究的结果进行比较时要非常谨慎，因为修复方式和临床研究方法的不同会导致成功率/生存率的差异。

### 10.2.2 复合树脂间接修复技术

在20世纪70年代中期开始使用复合树脂间接修复牙体缺损，然而直到最近市场上才有了较理想机械性能和美学性能的复合树脂修复材料，可以部分替代全瓷材料。大多数现代复合树脂间接修复产品均属于混合填料树脂材料，具有出色的抗折性能（与微填料树脂相比）。

树脂间接修复技术与直接修复技术相比主要具有以下优势：聚合收缩低（因为聚合过程发生在口外制作过程中）、初始固化后仍然对其进一步调整、良好的抛光性能和技工室制作出更理想的解剖形态。

一般而言，复合树脂间接修复体在治疗牙齿磨损时的优势包括[5]：

- 与直接修复技术相比，更容易实现对殆面轮廓和垂直距离的控制，特别是在大范围多单位修复时
- 一般椅旁操作时间更短，但这也在很大程度上取决于术者的操作水平
- 能相对容易的在口内对修复体进行增补或修理（只有与陶瓷或氧化锆材料相比时，有此优势）
- 美学上优于铸造金属修复体
- 耐磨性低于间接全瓷修复体
- 与复合树脂直接修复相比，具有更好的耐磨性（理论上间接树脂修复材料比直接树脂修复材料具有更高的抗断裂强度，但Loomans等[6]的研究表明，后牙区的间接复合树脂修复比直接树脂修复更易出现断裂，这可能与更复杂的粘接程序有关）
- 减少了口内的树脂聚合收缩，但在树脂水门汀粘接修复体时，粘接剂仍会出现聚合收缩

缺点方面包括[5]：

- 边缘密合性较差（相对于直接修复、金属和全瓷）
- 修复体可能体积较大
- 与其他间接修复技术一样，需要至少就诊两次
- 额外的技工费用
- 可能需要去除硬组织倒凹
- 粘接线可能需要用直接复合树脂材料进行掩蔽
- 粘接程序较为复杂，因为粘接对象复杂，其中必须粘接不同的基底材料（牙本质、牙釉质、间接复合树脂修复体等），在后牙区抗折性不足

Wendt[20]研究发现，在光固化后增加干燥加热步骤可以进一步提高复合树脂材料的硬度和耐磨性，缓慢的加热可以"延长"聚合时间，从而提高树脂单体聚合反应的转化率，形成分子量更大的聚合产物，促进聚合物的"退火"，降低树脂基质内残留应力，同时提高材料在咬合负载下形变能力（全瓷材料不具备这样的特征，因此其脆性较高）。

除了上述的热处理过程外，还可以通过降低聚合速度的方式（可能通过提高分子链的运动，暴露更多聚合反应的活化位点）或减小树脂基质内的孔隙率（在传统光固化过程中聚合产物内部孔隙率通常较高）[21]。

除了在树脂直接修复部分讨论过的数据以外，Gow和Hemmings报道了树脂间接修复技术在前牙局部牙齿磨损治疗中的效果，其中短期成功率达到96%是可接受的[22]。在Hemmings的研究中，对75颗有腭侧磨损的牙齿使用间接复合树脂腭侧贴面（Artglass）的技术进行修复，进行了为期2年的观察，观察期内有13例需要进行修理，可以利用直接复合树脂材料在口腔内简单完成，这些病例中有许多是固定Dahl设备。Redman等[8]对70例局限型上颌前牙磨损进行了聚合瓷间接修复，虽然随访中发现较多修复体出现轻微磨损，但整体而言预后效果还是令人满意的。

关于复合树脂间接修复中期效果，Vialati等[23]使用腭侧间接树脂贴面联合唇侧瓷贴面技术治疗前牙磨损，随访中未发现修复体的完全或严重失败，整体上取得了较好的美学和功能效果。一种类似的方法是将间接和直接树脂修复相结合，在患牙腭侧使用复合树脂间接修复，唇侧则在腭侧复合树脂修复体粘接后，直接在口内树脂堆塑完成[24]。

整体而言，在非牙齿磨损患者中，后牙应用间接复合树脂技术进行牙

尖覆盖修复具有较好的效果[25]。但是Bartlett和Sundaram[14]的研究发现，在后牙牙齿磨损患者中使用覆盖牙尖的复合树脂间接修复体（微填料树脂）的预后可能并不理想，3年的整体失败率约为28%；修复体断裂和完全脱落是最常见的问题。笔者的结论是不建议使用复合树脂材料（直接或间接）修复磨损的后牙，但是考虑到样本量较小，以及材料选择不当的问题，笔者并不完全同意这项研究结果。

Loomans等[6]临床研究的初步结果表明，当牙齿磨损患者使用粘接修复增加垂直距离时，对于磨牙，复合树脂间接修复体比直接修复体更容易发生折裂。因此，在这些情况下应谨慎使用间接树脂修复技术，特别是针对磨牙症患者治疗时更要小心。

## 10.3　铸造金属（镍/铬或Ⅲ/Ⅳ类金合金）

以往，当美学需求不重要时，经常使用传统固位的铸造间接修复体修复磨损的牙齿表面。尽管样本量相对较小，但是据Smales和Berekally[13]报道使用黄金冠全覆盖修复磨损后牙的长期预后较好。

随着含有4-META或二甲基丙烯酸酯化学活性树脂粘接剂（即在BisGMA树脂中加入磷酸酯基团）的出现，铸造金属修复体和牙齿硬组织之间可以形成化学键粘接，进而获得更佳的近远期粘接效果，粘接剂的进步使得修复体对机械固位的依赖降低，从而减少了对牙齿过度预备的需求。Ⅲ型金合金和基于镍铬（Ni-Cr）合金是应用最多的金属粘接修复体材料，常用于腭贴面或粘接性高嵌体的制作（图10.3），这类后牙粘接性金属高嵌体也常被俗称为"金帽子"或"金壳"。

与Ⅲ型金合金相比，Ni-Cr合金与树脂水门汀的粘接强度更高，并具有更高的弹性模量（因此可以制作更薄的修复体），可以进行更微创的牙齿预备。然而，Ⅲ型金合金也有自身的优点：易加工、抛光性能好（因为具有相对较高的延展性且硬度较低）、耐磨损性能佳和边缘密合性好。

使用粘接性铸造金属修复体修复磨损殆面具有以下优势[5]：

• 可以加工得非常薄（0.5mm）
• 获得非常准确的、可预测的适合性
• 对颌牙齿的磨损极小

- 对剩余牙体组织结构有保护作用
- 可用于有副功能运动患者的后牙修复
- 龈上修复，有利于牙周健康，简化牙齿预备和取模
- 牙齿预备量小

　　缺点包括：

- 由于金属的"反光"，美学效果差
- 用于前牙切缘磨损中的患者美学效果差
- 粘接性铸造修复体不易在口内二次修理
- 需要大量、完整的釉质来获得良好的粘接界面
- 后牙修复时相邻牙齿的邻面接触太紧，可能不利于粘接型金属高嵌体的应用[26]
- 难以制作并戴入临时修复体
- 贵金属合金价格上涨，成本较高
- 对于此类修复体，缺乏用于治疗牙齿磨损患者长期成功率的临床研究报告

　　对于粘接型铸造金属修复体用于治疗牙齿磨损，临床研究似乎仍非常有限。Nohl等[27]对210例铸造金属腭侧贴面进行了56个月的随访，其成功率为89%，使用含有功能性单体的树脂粘接剂比常规使用的玻璃聚烯酸酯水门汀效果更好。

　　Channa等[28]对158例金合金嵌体在后牙𬌗面修复的效果进行了5年的临床研究和分析，其中许多是对后牙牙齿磨损的保守治疗。据报道，其存活率为89%，其中一小部分修复体用于咬合升高的后牙咬合面，其失败的常见原因是金合金修复体的磨损，导致粘接剂的暴露和修复体脱落。

## 10.4　粘接性瓷修复体

　　粘接性瓷修复体也可用于牙齿磨损患者的美学修复。修复体可以采用从全冠到贴面修复的各种形式。

　　全瓷修复体用于治疗牙齿磨损时具有以下优势[5]：

- 卓越的美学效果（取决于修复体边缘的位置）
- 耐磨性好
- 与树脂复合材料相比，相对表面自由能更低，因此不易染色

- 对牙龈组织生物相容性更高

　　然而，此类修复的缺点是：

- 脆且容易断裂，因此需要有足够的厚度，这就磨除大量的牙体组织，对于有紧咬牙或夜磨牙等副功能运动的患者，其失败率较高
- 可能会磨损对颌牙列（特别是在长石瓷修复的病例中）；玻璃陶瓷对对颌牙表面的磨损是Ⅲ型金合金的40倍[29]
- 难以在口内二次修理
- 难以调整
- 在酸性环境中容易老化磨损
- 价格昂贵

　　有学者提出，对于有夜磨牙习惯的重度牙齿磨损患者，在后牙区使用全瓷修复体，术后修复体折裂风险很高[30]，目前使用粘接性全瓷修复体治疗牙齿磨损的临床数据多为临床病例报告[31-32]。

　　Walls[33]研究了瓷贴面在磨损治疗中的效果，结果令人满意，但其样本量相对较小（少于60个修复体）。该研究描述了修复体折裂和边缘染色/变色等并发症，随着过去20年中粘接和全瓷技术的进步，现在使用瓷贴面进行牙齿磨损治疗，会有更好的效果。

　　关于全瓷冠修复，Milosevic[34]报道了161个氧化锆冠在重度前牙磨损中的治疗效果，随访72个月，失败率为15.5%，相对较低。主要失败原因包括完全脱粘接或轻微全瓷层内的分层碎裂。前牙对刃𬌗，以及以机械性磨损或磨牙症为主要病因的牙齿磨损患者，其失败风险更高。

　　目前全瓷粘接修复治疗重度牙齿磨损的临床研究数据仍较少，其原因可能与全瓷修复费用较高有关，特别是一些患者可能最终无法接受或适应所进行的功能和/或美学修复，使用昂贵的全瓷修复可能引发医患矛盾。但是，Magne等指出[35]，对于已通过直接树脂修复技术获得成功稳定的功能和美学效果的患者，可使用全瓷粘接修复体作为最终的修复。鉴于全瓷材料容易分层和碎裂，建议为全瓷修复的牙齿磨损患者提供𬌗板供夜间佩戴使用（修复后佩戴）适，以保护修复体因异常副功能运动习惯（夜磨牙、紧咬牙）等原因引起的折裂[36]。

　　随着数字化牙科的进步，可用于CAD/CAM技术加工制作的高密度聚合材料，可能为牙齿磨损修复提供一种比全瓷材料强度更好、厚度更小的

材料。Edelhoff等对这类材料在牙齿磨损修复中的应用进行了一系列病例报道[37]。

## 10.5　结论

对病理性牙齿磨损患者进行成功的治疗，需要医生熟练掌握咬合原理、材料特性和修复技术等知识。磨牙症以及同时伴有牙体组织严重缺损的患者是牙齿磨损治疗中的难点，这类患者也是患磨牙症的高危人群。由于牙齿磨损的特殊性，不能简单直接的将非牙齿磨损病例修复的临床研究数据，沿用到牙齿磨损的治疗中，推断牙齿磨损患者修复体的存活率和寿命时应该十分谨慎。

为牙齿磨损患者提供复杂修复治疗时，知情同意和周密的治疗计划是非常重要的。这需要医生对可用材料具有清晰的认知和充足的实践经验。

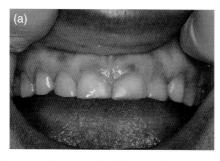
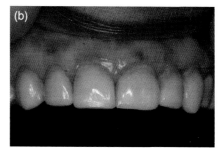

图10.1　（a）牙齿磨损患者；（b）使用复合树脂直接修复技术对磨损的前牙进行修复后。

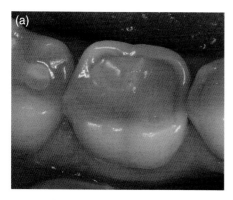
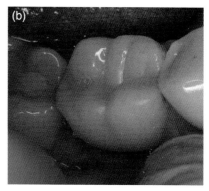

图10.2　（a）右下第一磨牙磨损伴敏感的患者；（b）用复合树脂直接修复右下第一磨牙（a）后的照片。

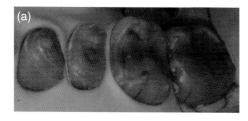
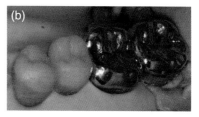

图10.3　（a）牙齿磨损患者；（b）前磨牙使用二硅酸锂玻璃陶瓷嵌体，磨牙使用金合金嵌体修复后即刻照片。

# 第11章
## 局部前牙磨损临床处理原则
## The Principles and Clinical Management of Localised Anterior Tooth Wear

## 11.1 简介

在第4章中根据磨损范围细分为局部型和广泛型磨损，一般而言磨损的修复治疗都比较复杂，但广泛性磨损相对容易一些。牙齿磨损（TW）修复治疗的成功在很大程度上取决于周密的治疗计划以及依据此计划精细的临床操作。本章主要是对局部前牙磨损相关临床治疗的原则及方法进行介绍。

Mehta等提出[1]，在制订局部前牙磨损的修复治疗计划时，应对以下几个因素进行考虑：

（1）前牙磨损的模式。

（2）可用的咬合间隙。

（3）拟修复所需要的空间。

（4）可用的牙齿硬组织和牙釉质的数量和质量。

（5）患者的审美需求。

对上颌前牙磨损所表现出的模式，Chu等[2]将其分为三类：

（1）仅限于腭侧面的牙齿磨损。

（2）牙齿磨损累及腭侧和切缘，临床牙冠高度降低。

（3）牙齿磨损仅限于唇面。

对于美学区修复，当涉及修复牙体组织表面（如后两类）时，最有可能仅仅使用牙色美学材料修复（至少在美学区可见的表面）。因此，对于涉及唇侧和切端的修复，一般无法使用金属修复体（例如金属腭贴面）。但是，对于磨损局限于腭侧的病例，金属腭侧贴面可能也是一种可供选择

*Practical Procedures in the Management of Tooth Wear*, First Edition. Subir Banerji, Shamir Mehta, Niek Opdam and Bas Loomans.
© 2020 John Wiley & Sons Ltd. Published 2020 by John Wiley & Sons Ltd.
Companion website: www.wiley.com/go/banerji/toothwear

的修复方法。

## 11.2　可用的修复空间[1]

多数情况下，牙齿硬组织的磨损伴随着牙槽骨的代偿性增生（如第6章所述）。这个生理补偿机制使咬合接触得以维持。然而，随之而来的咬合间隙的丧失则是修复医生需要面临的一个主要难题。

在一些病例中（特别是在牙齿磨损速度非常快，或代偿性机制发展较慢，或者患者有前牙开𬌗、深覆𬌗或过度深覆盖），上下牙列在正中关系（CR）/牙尖间交错位（ICP）之间可能有足够的修复空间，可以不需磨除健康的牙体组织或咬合重建的方式进行修复。在这种情况下，可以直接利用可用空间进行粘接固位的修复体修复，以恢复患牙的外形、美观和功能。

然而，对于大多数牙齿磨损病例，通常没有足够的修复间隙。在这种情况下，如果使用传统的固位方式进行修复，需要进一步磨除牙体组织来创造修复体空间（有时甚至需要进行修复前牙周手术）。这种方式的弊端已经在第10章进行了详细的讨论。

在某些情况下，为了获得所需的修复空间，可以通过采用咬合重建的方法，即当牙尖交错位（ICP）和第1个正中关系咬合接触点（CRCP）之间存在任何滑动（垂直和/或水平）间隙时，或在某些情况下在生理性咬合垂直方向上直接升高咬合，不需要进一步牙齿预备来提供修复空间。后一种方法（如第6章所述）最好通过将研究模型以正中关系位安装在半可调（或完全可调）𬌗架上来精确实施。

个别情况下，这种重建方式创造的空间只允许使用更坚硬的、更薄的材料，例如金属合金，以确保使用寿命，不足以使用更多弹性复合树脂材料。然而，有时计划进行一项用于局部前牙磨损的修复重建时，可能会累及周边几颗牙齿（通常是未受影响的牙齿）来获得咬合的稳定，这当然会进一步增加治疗的复杂性，维护难度和治疗的费用。

在某些情况下，当前牙存在局部牙齿磨损时，虽然后牙区域的磨损量不足，无法通过对后牙进行修复来增加咬合垂直距离（OVD），但可以适当考虑利用Dahl概念/相对轴向运动（如第6章中讨论）为前牙创造修复间隙。

计划使用固定的Dah装置/修复体进行治疗时，患者必须被告知（局限的）风险，包括佩戴初期的不适，后部咬合面食物滞留的问题，以及在咀嚼某些相关类型食物时的困难，如生菜和火腿，这将在下文中进一步讨论。然而，根据笔者的经验，大多数患者能够在几周内很好地适应这种没有后牙咬合接触的状态，患者应该知晓的另一个风险是后牙有可能不会重新建立咬合接触，这种情况下可能需要进一步的后牙修复治疗。应用Dalh技术加高前牙咬合后，还应在术后每3～12个月定期检查咬合的变化，具体复诊检查频率要视患者情况而定[3]。

修复体的空间要求也是治疗设计时一个关键的因素。这将由修复牙齿受损表面时需要足够的强度和功能材料的最小厚度决定。

如第10章所述，剩余牙体硬组织的数量和质量会对修复效果有明显的影响。在上颌前牙磨损的极端情况下，可选择的修复方式可能只有覆盖义齿、传统义齿或牙种植体。

患者的审美要求也很重要。使用金属腭贴面可能会使修复时牙齿颜色变暗，有时在切缘上可见金属外露[1]。也经常出现即使采用层塑技术，树脂复合材料也很难获得卓越的美学效果，这类材料可能会发生变色、磨损和折裂，使用传统的金属烤瓷可能会导致修复体出现边缘"黑边"，尤其是对同时进行了冠延长手术的病例，最终导致过多的黑三角形间隙，影响美学效果。

总之，在对上颌前牙磨损进行修复计划制订时，有几个关键因素需要考虑。最重要的是术前获得有效的知情同意书（包含书面形式的治疗计划），对可能的治疗方案进行清晰、准确、合乎逻辑、平衡和全面的评估，相关的讨论过程都应记录在案。

## 11.3　局部前牙磨损的修复

临床研究模型在精确上𬌗架后，对模型进行所有必要的评估和分析（包括咬合和美学评估），再制订治疗计划，选择合适的材料/修复体，进行口腔诊断修复Mock-up（如第8章所述），并获得患者同意，下一阶段的治疗通常涉及应用收集到的信息（例如蜡型）来治疗牙齿磨损。

如第10章所述，可以使用多种牙科材料来修复磨损的牙列。下面将对如何使用这些材料获得预期的功能和美学进行讨论。讨论的重点是直接树脂修复技术，主要是由于越来越多地认识到修复前牙磨损使用这种材料和技术的优点。

### 11.3.1 复合树脂直接修复

当计划使用复合树脂材料直接法治疗牙齿磨损时，人们普遍认为，对于高负载的咬合区域，修复体的厚度至少要达到1.0mm，以避免过早的折裂[4-5]。特别是对高危患者（例如夜磨牙），修复体需要有足够的厚度以保证更大的强度，而且复合树脂材料再次磨损后，也不至于过早引起牙体组织的暴露。术前务必正确告知患者修复体的预期寿命，通常为5~10年。Burke[6]设计了辅助医患沟通的信息手册，包含了以下相关内容：

- 咀嚼困难3~6个月（尤其是修复体加高咬合后），需要将食物切成小块以避免肠道症状
- 牙齿形态的变化，最初可能会导致流口水
- 术后几天前牙可能有一些咬合痛
- 术后几天内感觉咬合"不正常"
- 不需要局部麻醉和大量的牙齿预备
- 后牙现有牙冠、固定桥或义齿将来均可能需要更换
- 修复体的一般预后良好，但也可能存在脱落、边缘染色或碎裂等情况，出现上述并发症时要延长治疗周期

文献中描述了许多用于修复前牙齿磨损不同的复合树脂修复技术，包括[7]：

- 徒手进行复合树脂材料堆塑技术
- 徒手进行与咬合直接塑形（DSO）相结合的技术，通过加成型硅橡胶（PVS）硅橡胶将模型上制作的咬合接触点蜡型复制到口内[8]，辅助获得咬合面形态
- 使用个性化的PVS导板
- 使用定制的真空成型的导板（包括注射成型技术）

虽然直接复合树脂徒手堆塑技术能获得出色的美学效果，同时具有一次就诊（无须取模）就可以完成修复的优点，但是这种方法在很大程度上

取决于医生的技能水平。徒手进行堆塑树脂的方法总结如下：

- 选择颜色最适合的复合树脂材料。在牙齿未脱水的时候进行比色，使用比色板或口内模拟效果最好

- 最好使用混合填料复合树脂材料，尤其是用于腭侧需承担较大的咬合力。文献证实高填料比例的复合树脂材料中期效果较好[9-10]。关于应用纳米复合树脂材料进行直接充填而言，目前仍缺乏相关临床数据，推测这类材料抗折性较低（由于填料粒径较小），但耐磨性较好（由于表面光滑）。对于前牙唇侧的直接修复，美学要求更高，推荐使用微填料混合复合树脂或者纳米填料复合树脂

- 推荐术前对受损的牙齿拍一张清晰的彩色照片，可以通过降低图像的对比度为术者提供一个照片，显示色差的变化，通过联合使用多种颜色和特殊色调的树脂来最大限度地模拟天然牙的特征，以获得卓越的美学效果。有时还需要绘制颜色和形态特征图，例如切缘的色斑以及发育叶形态等个性化特征（患者的年龄不同可能表现出不同的特征）

- 在堆塑上前牙时，借助卡尺测量中切牙的宽度，以帮助确定切牙长度以及保证两侧中切牙宽度的对称（一般认为上颌中切牙的长度应该大约是其宽度的1.2倍）

- 使用适当的隔湿技术。建议在大多数的情况下使用橡皮障；若在某些情况下很难使用橡皮障时，推荐联合使用开口装置（Optragate Ivoclar Vivadent）和棉卷，配合强力吸引器，保证术区良好的隔湿

- 首先去除患牙上原有的充填体后，一些医生选择首先在唇侧釉质表面一个短斜面，并在腭侧釉质预备对接面，这种预备方式可以使充填物获得良好的微机械固位力和美学效果。还有一些医生建议在唇侧面使用双斜面，第1个冠部斜面与牙齿长轴成45°，1mm宽（与牙本质颜色匹配），第2个斜面位于第1个斜面根方，宽度为2~3mm，与长轴大约成20°。可以用橄榄球形车针进行预备，使用棕色硅橡胶尖则可以辅助去除无支撑的牙釉质

- 使用无油浮石或空气喷砂彻底清洁牙齿后，如果不计划增加咬合垂直距离（OVD），应使用咬合纸标记正中关系止停位

- 相邻的牙齿应使用合适的成型片分开。医生可以根据个人偏好选择，例如醋酸纤维带、金属成型片或聚四氟乙烯（PTFE）胶带等来实现

- 对基牙进行粘接前处理，放置合适的邻间成型片，成型片应覆盖整个邻接

区，可使用Teflon涂层软质成型片，并使用合适的楔子将成型片固定

- 放置堆塑导板，将颜色合适的釉质树脂充填到导板上，同时用左手食指（对于右手操作者）支持稳定成型片。使用合适的塑料器械仔细堆塑树脂材料以形成腭侧牙釉质，通常称为腭侧背板。这个步骤可以使用浆形堆塑器械或邻间雕刻刀。对于严重牙齿磨损的患者，腭侧面需要堆塑较大体积的材料，可以通过使用大块树脂的DSO技术来实现（请参阅第12章）

- 在形成腭侧釉质背板时，其切端应较预期长一些，为后期精修、抛光提供余量，此时不用腭侧背板恢复邻间区形态，树脂按照厂商的说明方法进行充分的固化

- 接下来需要进行邻间柱的构建。利用合适的器械（例如抛光器）将所需颜色的树脂放置到邻面成型片和腭侧背板之间。这时使用一个山羊毛刷也非常有用（特别是在使用预加热树脂复合材料时）。邻面柱要构建邻唇轴面角的外形

- 接下来需在唇侧面小心地折叠成型片使其覆盖唇面，并将材料光固化。然后重复这个过程来成型另一侧邻面，最终形成一个"信封"样的外壳

- 如果需要使用的牙本质遮色树脂，可以堆塑到"信封"中以恢复缺损的牙本质。树脂充填物的边缘应达到唇侧第1个斜面

- 使用细刃状器械，根据切缘的解剖形态进行牙本质塑形。对于较年轻的患者，牙本质层在"信封壳"中不宜太长，以保证有足够的空间获得切缘的半透明性，需要时可以堆塑出发育叶的乳光外形，然后固化复合树脂材料。为了获得更逼真的美学效果，还可以在牙本质层上堆塑一薄层染色树脂并进行光固化

- 将牙釉质树脂堆塑在牙本质层上，到达第2个斜面，堆塑成最终的外形轮廓，然后光固化。一些医生会在表面再添加最后一层高透树脂来进一步增强美学效果

- 对其他上颌前牙重复相同的过程。一些医生喜欢相邻的牙齿依次修复，这样有助邻接面的恢复

- 用咬合纸来检查咬合是否与设计方案一致，并使用金刚砂车针进行调𬌗

- 对堆塑好的牙齿比例、大小和对称性进行仔细的检查。需要注意的特征是：牙齿的长宽比（上颌中切牙应约为1.2∶1），切缘与唇线的关

- 准备一个腭侧硅橡胶背板，通常称为硅橡胶钥匙。背板将有助于以分层堆塑的方式安放树脂，并允许以解剖形态重建磨损的牙齿，并通过每次应用适量的树脂聚合，来保证树脂可以完全聚合。硅橡胶背板本质上将提供"被动的"由蜡型决定的咬合关系，允许复制咬合关系

- 构建背板时，建议使用无孔印模托盘能够在不损坏诊断蜡型的情况下分离背板，或提倡放置薄膜以方便移除材料

- 制作PVS背板前，在适当润湿的蜡型上涂抹所选的PVS材料。复制蜡型的石膏模型会导致形态细节丢失。使用透明硅橡胶PVS材料（例如Memosil 2，Heraus Kulzer，德国）有助于从腭侧进行光固化，这对于上腭侧牙釉质明显减少，切缘组织损失较小的牙齿磨损病例尤其重要。对于切端也缺损的患者，可以使用重体制作导板

- PVS材料应延伸到前磨牙区域，从而获得背板的支持和稳定。背板材料应有足够的厚度以保证足够的刚性支持，使其在口腔内复位时不易弯曲和变形。在唇侧，背板应只延伸到切缘位置。应使用蜡刀或刀片小心地切掉任何多余的材料

- 选择色调适合的复合树脂材料。最好术前手绘一个预期术后结果的草图，包括局部的外形和切缘很有意义

- 采用适当形式的原位隔离技术（已处理任何预先存在的缺陷修复体），首先选择对唇侧的牙釉质进行斜面预备并对上腭牙釉质对接处进行抛光完成。这样可能有助于改善微机械固位以及美学效果

- 使用无油抛光膏或空气喷砂彻底清洁牙齿。邻牙应使用适当形式的成型片进行保护

- 从上颌尖牙上开始堆塑，对牙齿表面处理以利于粘接

- 在放置背板之前，将适量色调适合的牙釉质放置在要修复的牙齿表面；使用预热的复合树脂材料更好。树脂的量将取决于牙齿磨损的程度和形式

- 复位背板，确保正确就位。使用合适的器械（桨形充填器或邻间雕刻刀可用于此目的），形成腭侧牙釉质壁。不推荐使用流动树脂复合材料，因为它们不能提供所需的机械强度

- 放置一个合适的成型片来分割两个邻间区域，通常作为邻间面的支柱。使用聚四氟乙烯涂层的软制成型片可能更好，因为可以以定制的方式抛光和塑形，并且将保持其特有的形式。特氟龙涂层的存在将有助于防止成型片黏附树脂材料。可以使用合适形式的邻间隙楔子将成型片固定在原位

- 将选定的牙釉质树脂放在受影响的牙齿上，紧靠近中或远中表面的成型片。使用左手的食指（对于惯用右手的操作员）小心地支撑成型片。使用合适的工具，仔细调整成型片和腭侧树脂背板之间的材料；邻面树脂柱应该替代牙齿这个区域丢失的牙釉质组织

- 山羊毛刷可用于调整材料，尤其是在使用加热后的复合树脂材料

- 一些临床医生选择在腭侧方向轻轻"拉动"成型片以改善适合度。树脂柱应建在唇侧的釉柱轮廓上

- 小心地将成型片在唇侧表面滚动并进行光固化。重复对侧邻面的过程

- 形成一个"信封样"的外壳后，使用所选的牙本质色调（如果需要）替换丢失的牙本质组织，如上述徒手操作技术所述
- 使用细刃器械，根据需要完成牙本质层切缘解剖。对于年轻的患者，为了恢复半透明的效果，牙本质层应该堆塑的短一些，靠着腭侧支架形成所需的半透明水平切缘。如果需要，也可以使用细刃工具或尖头锥形磨光器进行发育叶的塑形。分层固化树脂，为了进一步提高美学度，可以小心地将树脂着色剂应用于牙本质层并固化
- 如上所述，在第2个斜面的牙本质层上堆塑釉质树脂并进行固化
- 对侧的上颌尖牙重复该过程，然后修复上颌中切牙，最后修复侧切牙（当需要修复上颌前牙时）。类似的过程可用于下牙列
- 继续精修和抛光

　　随着透明或透明有机硅橡胶的出现，例如Memosil（Heraeus Kulzer，Newbury, Bucks, 英国），可以确保磨损的腭侧面有足够的树脂材料（同时没有气泡），随后可以透过背板进行光固化，对于这一点，是与不透明的背板材料相比的优势。但是透明硅橡胶缺乏刚性，准确定位背板很难，最终可能需要进行大量调整。此外，从材料中去除多余的"毛边"可能也很困难（由于其透明性），这将进一步增加调整光固化后的复合树脂修复的难度。有关如何操作的更多详细信息和应用PVS硅胶背板的方法，请参阅Nixon等文献[11]。

　　Daoudi和Radford[12]推荐使用真空成型的方法制作透明导板，将诊断蜡型使用石膏复制，然后使用透明的真空材料进行加工制作。Mizrahi[13]主张导板应由刚性材料制成（以允许准确定位）且厚度大约为1mm。导板应扩展到不需要修复的健全牙齿上，以提供稳定的定位制动，以便在使用树脂修复时提供稳定的支持。可以在基板上制作小的释放孔以避免空气溢出。

　　为避免树脂材料粘接到邻间隙表面，Daodi和Radford[12]描述了在邻间隙放置大约4mm长的楔形醋酸纤维带，通过修剪过的个性化楔子固位，以便它们不会干扰背板的放置。树脂放置在背板上（在对受影响的牙齿进行适当调理后用于粘接），牢固放置后，进行树脂光固化。

　　但是，使用真空压膜导板技术存在邻间隙多余树脂难以处理，无法使用分层堆塑等缺点，其他常见的问题包括：

- 邻面区域的面积难以控制，往往邻面树脂形成的邻接区域过大

- 难以使用树脂分层技术，导致修复体颜色单一，而且存在由于透光不完全导致材料基层聚合不充分的风险
- 空气滞留产生气泡
- 难以估计所需树脂的数量，经常导致填充不足，存在气泡或树脂过度延展，需要冗长烦琐的精细修整

因此认为上述真空压膜技术不适用于严重的牙齿磨损病例[12]。为克服邻面树脂过多的问题，提倡使单牙交替修复的方法，以允许完整恢复单颗牙齿的解剖结构，尤其是邻接区域[12]。

还可以通过对真空压膜导板进行修改，以允许更准确放置树脂复合材料治疗进行前牙磨损的修复。Mehta等介绍了树脂注射成型技术[14]，该技术对下前牙磨损的直接修复特别有效。在表11.2中对该技术进行了总结。下前牙磨损修复的原则与对磨损的对颌上前牙磨损的治疗没有什么差别，但是，临床操作中，下前牙磨损的直接充填治疗可能存在以下困难，主要包括[14]：

- 通常，病理性牙齿磨损的往往导致患者下前牙非常短，几乎没有什么剩余的牙体硬组织
- 由于牙釉质量和质量不足，难以获得良好的粘接效果。在这种情况下，可能会需要进行外科齿冠延长手术并考虑常规（机械）固位的间接修复方法，例如冠或高嵌体。或者，可以利用整个舌侧面增加粘接面积，导致修复后的下前牙更宽更厚（"超大"），这样可以获得更高的固位力和抗折强度
- 徒手进行直接复合树脂材料修复磨损下牙，在技术上是具有一定的挑战性，特别是在牙齿严重磨损的情况下

**表11.2 用于修复磨损下前牙树脂注射成型技术的总结[14]**

- 验证诊断蜡型后，翻制一个准确的石膏模型，制作PVC导板。最适合此目的的热塑性背板的厚度为0.5mm。模板可以通过真空成型或压力成型技术来制作，前者最好，因为使用压力形成模板通常更坚硬，可让性差，难以就位、放置和移除，并且可能容易损坏石膏模型
- 背板在模型上复位后，使用剪刀修剪背板。背板的延伸超过第2颗前磨牙。修剪模板边缘周围的多余材料。必须有3~4mm的牙龈材料高出龈缘以保证背板良好的固位。导板上缘不要切割成一条整齐的直线，而是要按照牙龈曲线切割一个扇贝的形状

- 将背板放置在模型上，使用加热的手术刀片在背板中的牙齿邻间区域切割，切割线延伸至牙齿临界区域的顶点至少3mm。必须使用充分加热的刀片，以确保切割时不会拖曳加热的模板材料，产生整齐的切口。用一把大号镊子去除切割后残余的碳化物和碎屑

- 将切好的背板放在术前模型上。使用橄榄球形金刚砂车针，在每颗需要修复的牙齿模板上制作注射孔。注射孔应放置在距咬合平面唇侧约3mm的位置，注射口应足够宽大，保证复合树脂注射头能伸入导板内进行注射

- 在口内放置背板之前，用牙线清洁邻间接触区域并记录下可能对牙线产生阻力的位置。试戴修改后的背板并检查其固位力和稳定性，如果导板不能就位就弃用重做

- 用剪刀剪下1.5cm宽的金属分离片。理想情况下，应制作4个厚度较薄的金属分离片，使用原位背板戴入患者口内，对于每颗要治疗的牙齿，通过导板邻间隙处的缝隙将金属分离片放置在每颗牙齿的近远中邻面以分离邻牙。如果难以塞入金属分离片，先检查背板上的切口是否合适。如果患牙邻接过紧，则可能需要使用金刚砂抛光条对邻间隙进行扩大抛光（操作前要征得患者同意）

- 导板的金属分离片试戴合适后，可将导板从口内拿下来，接下来可以选择唇侧釉质进行边缘斜面预备，舌侧预备抛光对接边缘。如果患牙上有旧充填体，应评估分析，如有必要则去除旧充填体

- 对于中度至重度磨损的患者，如果需要修复牙本质，可以通过形成牙本质核来实现。在牙齿预备之前，使用硅胶尖无油浮石或空气喷砂装置对牙齿进行处理，以提高微机械固位力。使用适当的方式隔离保护邻牙，可以选择橡皮障有效隔离牙齿。按选择的粘接方案处理牙齿，最好按照说明书涂布粘接剂，用牙线清洁邻面多余粘接剂后固化

- 使用选定颜色的牙本质树脂，堆塑牙本质核。使用细刃的邻间雕刻刀有助于完成这项任务。牙本质树脂应终止于唇面预备斜面的内侧缘，为后续釉质树脂充填保留足够的空间，最后光固化复合树脂材料

- 用牙线清洁每个邻间区域。用锋利的工具去除多余固化的粘接材料。PVC导板在口内重新定位，并保证金属分离片也能就位

- 选择要修复的牙齿。对这颗牙重新进行粘接前预处理，注意分离保护邻牙

- 理想情况下应该一次修复一颗牙齿，但经验丰富的医生也可以一次性同时修复多颗牙齿

- 将金属分离片插入到牙齿近远中邻接区域，保证分离片位于接触区域根方3mm左右的位置

- 对于惯用右手的操作者，将左手的拇指放在金属分离片之间；这将避免多余的材料从舌侧流出，有助于稳定模板，并辅助金属隔离片的稳定就位。理想情况下，使用预热的树脂，将树脂从注射孔送入导板内，然后让树脂在导板中流动充填。不提倡使用流动树脂

- 使用扁平的塑料器械，对导板施加温和的压力（从唇舌侧方向）以使树脂与基牙充分的贴合。去除注射口周围的多余材料，否则树脂固化后可能难以去除导板，根据厂家说明书固化树脂

续表

- 小心地移除金属片并撬开导板。检查树脂充填体外形。在这个阶段，如果有气泡可以通过进一步添加树脂来填补。但是，注意添加不能过多，否则会影响导板的重新就位
- 使用细针状金刚砂车针去除多余的毛边，整个过程必须小心以避免去除过多的树脂。使用邻间抛光条通过S形运动，避免邻接区域过度打磨以及随后邻接丧失，小心地去除邻间隙多余的材料并对锐利的线脚进行平滑处理
- 用同样的方法完成下一颗牙，直到注塑成型完成。使用一套精加工碳化钨钢钻头，完成所有树脂粗修整。在舌侧面修整和外展隙修整中，可以使用尖锥形车针。唇侧面可以使用火焰形车针，可以选择用邻面车针来细化接触点周围的区域
- 使用金属咬合纸和常规咬合纸验证检查咬合。通过增加或调磨材料以获得预期的美学和功能。精细的抛光一般在下一次复诊时进行。对外展隙、连接体、接触区域和穿出轮廓进行检查，出现轮廓，确保修复体整体轮廓的满意

- 在牙齿严重内倾或患者口底浅并伴有舌体高位的情况下，使用硅橡胶背板也可能很困难
- 对于下前牙来说有效的隔湿有时是很困难的

图11.1显示了上前牙列局部磨损的情况用直接树脂修复的效果。

## 11.3.2　复合树脂间接修复

文献中描述了许多复合树脂间接修复技术治疗牙体磨损的方案，修复体的范围和牙齿预备的水平都不尽相同（如果有的话）。Satterthwaite[15]联合使用直接与间接技术，在上前牙间接制作了几个连在一起的腭侧复合树脂贴面（在技工室制作的腭侧轮廓），唇侧用直接树脂复合材料徒手进行操作以治疗上颌前牙磨损，长期的治疗计划是后期进行冠修复。

Mehta等[16]使用间接法制作的树脂高嵌体用于治疗前牙磨损。牙齿预备仅限于去除任何尖锐的线角（目的是减少粘接后的应力集中），边缘线呈刀状/轻浅凹形预备，帮助技师确定终止线的位置。对于患牙，正如Patel[17]提出的那样，使用20μm氧化铝对基牙预备体进行喷砂，粘接后，树脂间接修复体的边缘可以通过添加复合树脂进一步增强，提高间接修复体和残留的牙齿硬组织之间的粘接强度。

Acevedo等[18]先使用复合树脂直接材料对磨损的前牙列进行初始修复，然后用间接树脂贴面替代上一次的直接修复体。借助PVS硅胶导板作为参考

进行精确的牙齿预备（根据Magne[19]的建议）；在唇面上制备定深沟，用铅笔标记预备深度。最后使用传统方法完成间接树脂贴面的粘接，对修复体进行喷砂和硅烷化处理，确保贴面的边缘适合性。

最近一项比较复合树脂间接和直接修复治疗第一磨牙严重牙齿磨损的临床试验表明，与直接修复相比，间接修复的折裂发生率更高。然而，与直接修复相比，间接修复磨损率更低[20]。对于使用腭侧唇侧贴面联合修复前牙磨损时，存在唇腭侧贴面之间邻接面的问题，如果能使用直接法整体修复唇腭侧缺损，就可以避免这一问题。据报道，当使用层塑修复技术整体直接修复时，应用喷砂和硅烷化处理修复会导致更多的粘接问题[10]。

随着材料技术的进步，使用间接树脂复合材料可能会获得更好的结果。事实上，已有病例报告中记录了使用CAD/CAM制作高密度复合树脂修复体，微创修复严重牙齿磨损的病例[21]。

### 11.3.3    铸造金属修复体

使用铸造金属修复体治疗前牙磨损绝不是近期才出现的概念。事实上，在1975年，Dahl等[22]使用由钴铬合金制作了由尖牙和前磨牙固位的可摘前牙殆板，为局限于上前牙的牙齿磨损创造咬合间隙。该咬合板覆盖受损牙齿的腭侧隆突，增加咬合垂直距离（OVD）2~3mm。殆板就位后最终会使后牙分离，咬合接触仅出现在下颌前牙与殆板之间。要求患者连续佩戴殆板几个月，直到后牙重新建立咬合接触。

去除殆板后上颌和下颌前牙列之间就会出现咬合间隙，随后无须进一步牙齿预备即可恢复上前牙磨损的表面。

然而，考虑到患者使用这种可摘性殆板的依从性是不可预测的，再加上外露的卡环不美观，Ibbetson和Setchel[23]报道了一种替代的方案，即现为患者制作固定型腭侧殆板，粘接后打开后牙咬合，待后牙重建咬合后再用传统铸造修复体替代腭侧殆板。然而，使用该技术应考虑以下因素：

• 去除金属殆板时，可能会进一步破坏已经比较脆弱的牙体组织
• 该技术最终需对上前牙进行常规修复，因此可能存在基牙预备等相关的负面生物学影响
• 化学活性树脂粘接剂的出现使粘接性修复体和牙齿硬组织之间可以形成有效且可靠的粘接（从而减少对牙齿大量预备的需求）

- 部分患者可能同意使用金属修复体（由于第10章中讨论的既定优点）来修复前牙的非美学面

在某些前牙磨损病例中，使用金属腭侧贴面可以成为长期修复性治疗的方法。

Ⅲ型金合金和镍铬（Ni-Cr）合金是制造固定金属粘接性修复体最常用的合金。它们的优点已在第10章中讨论过。

对于前牙，拟进行金属腭侧贴面（也称为腭侧背）修复时，基牙预备应去除倒凹并覆盖所有腭侧剩余牙体组织的外周边缘，一直延伸到切缘，以提高粘接固位力，辅助就位，并提高修复体对剪切负载的抵抗力[24]。根据金属材料的不同，咬合间隙应为0.5~1.5mm，对于需要抬高咬合的病例，可以通过非常保守的方法来降低基牙牙体组织的预备量，有的病例需要对腭侧面进行一定的预备从而获得咬合间隙。在前一种情况下，鉴于铸造金属修复体具有更高的抗折性（与复合树脂材料或牙科陶瓷相比），可以更加放心地将修复体放置在前牙腭侧面上，尤其是对咬合负荷较高的患者。患牙的肩台边缘可以用刀状或浅凹状车针抛光，也可以对舌隆突进行预备，但应避免对切缘的预备。选择适当的（刚性和准确）印模托盘和优质印模材料，并进行相应的排龈来获得准确的印模，这是非常关键的。必要时要制取咬合记录，方便工作模型上𬌗架（可能是半可调𬌗架）。按预先设计的修复方式进行蜡型制作和上𬌗架，但应尽可能避免很深的单侧区域。

Ⅲ型黄金修复体（图11.2）需要对组织面进行热处理，可在空气炉中以400°C烧结4分钟，以形成活性氧化层，或需要对表面镀锡以增加表面活性，进而增强与树脂粘接剂的结合力。Wada[25]提出将喷砂和镀锡的结合，最大限度地提高树脂与金合金粘接力。镀锡不仅可以粗化表面，改善微机械固位形，还可以通过树脂水门汀与氧化锡形成氢键提高化学粘接力。所有金属修复体组织面使用50μm氧化铝喷砂（对于Ⅲ型金合金修复体，必须在喷砂之前先完成氧化）。

拿到金属贴面后，可以使用氢氧化钙糊剂试戴，例如Dycal（Dentsply Ltd，Surrey，英国）[26]。制作辅助粘接的金属定位凸柱有助于试戴/粘接金属腭侧贴面修复体，金属凸柱很容易地用金刚砂车针去除，并在粘接后用一组磨盘抛光即可。

在进行粘接之前，应进行有效的隔离，理想情况下使用橡皮障。修复体粘接面应该使用空气喷砂或无油浮石进行清洁，并且进行二次重新喷砂（必要时）。逐个粘接贴面，对基牙进行粘接前预处理时，应使用邻面成型片保护邻牙。使用合适的金属处理底漆对于获得有效的树脂粘接至关重要。金属修复体的惰化效果，也就是在文献中常被提及修复体透过牙体组织，会导致牙体颜色"灰暗"或"透金属色"，这是此类修复体常见的问题。在一定程度上，可以通过使用不透明树脂水门汀或唇侧进行遮色贴面来进行弥补。粘接性高嵌体修复也可能存在金属外露美学方面的问题，采用粘接后口内喷砂技术可能有助于降低修复体的光泽度，改善美观效果。

Eliyas和Martin[26]报道了2例使用金合金腭侧贴面来恢复尖牙引导（上颌尖牙行金属腭贴面治疗，剩余上颌前牙行直接复合树脂修复）。该病例应用了Dahl概念进行修复，同时尖牙的切缘也进行了修复。在这种情况下，在贴面粘接之前，需在切缘上准备一个长而浅倒凹斜面，配合使用干燥的排龈线。金属贴面粘接后，对贴面拟用复合树脂覆盖遮色并恢复切缘的部分进行喷砂处理，涂布金属处理剂，再有遮色能力的树脂材料和/或树脂水门汀（如Panavia 2.0F，Kuraray，日本），最后用合适的复合树脂遮色并重建切端外形。

这种方法同样适用于修复磨损的后牙。

### 11.3.4 粘接全瓷修复

牙科陶瓷可根据其微观结构进行分类，从饰面陶瓷到多晶陶瓷。多晶陶瓷包含：

- 玻璃陶瓷/饰面陶瓷（长石质瓷和白榴石）
- 含填料的玻璃陶瓷（二硅酸锂和氧化铝）
- 渗透玻璃颗粒的晶体陶瓷（氧化铝-氧化镁和氧化铝-氧化锆）
- 多晶陶瓷（多晶氧化铝）[27]

虽然饰面瓷具有卓越的美学效果，还可以通过酸蚀，利用微机械力与牙釉质和牙本质粘接，但它们弯曲强度、断裂韧性和断裂强度较低。因此，需要与金属或高强度陶瓷结合使用，保证最终修复体有必要的强度（特别是应用于咬合负荷较高区域的时候）。

Vailati等[28]报道了使用唇侧瓷贴面与腭侧直接树脂充填相结合的"三明

治"技术进行上前牙磨损修复的方法。根据笔者的描述，为了便于瓷贴面的就位，牙齿预备包括沿龈缘曲线制备凹形肩台边缘，圆钝化处理所有线角，对任何暴露的牙本质均进行即刻封闭，与腭侧树脂贴面对接的界面进行预备。修复体粘接时，长石质饰面的瓷贴面必须先用氢氟酸蚀刻，放浸泡在乙醇内超声波清洗，吹干后，涂布三层硅烷处理剂，并在100℃的烘箱中干燥约1分钟，最后再涂布树脂水门汀。基牙应进行空气喷砂处理，并在橡皮障隔离下用预热复合树脂水门汀粘接。如果患者有副功能运动倾向，应为其制作术后夜间佩戴的磨牙殆垫。

创伤较小的牙本质粘接全冠修复技术也是治疗下前牙磨损较好的方法。牙本质-粘接全冠是使用树脂水门汀与牙本质（和可用的牙釉质）粘接的全瓷冠，通过粘接剂和微机械力来帮助瓷修复体固位。实际上，可以将牙本质粘接冠理解为一种完全覆盖整个牙面的特殊的瓷贴面，通过粘接到牙体组织来获得足够的抗力。

Burke[29]发表了一个案例报告，描述了使用长石质瓷制作的牙本质粘接全冠（经氢氟酸处理）治疗贪食症患者的严重牙齿磨损的病例。该病例仅需牙齿微创预备，在唇侧大概获得1.0mm的咬合空间，颈缘预备成刃状肩台。

牙本质粘接冠具有卓越的美学优点（因为它们没有金属底层或不透明瓷层），同时可以与牙体组织获得良好的粘接力，进而使修复体边缘获得良好的封闭，即使在牙体硬组织大量丢失的情况下，特别是剩余牙体组织结构呈过度锥形的时，仍然可以获得满意的固位力。据报道，牙本质粘接冠的抗折性也令人满意的。然而，对于有磨牙习惯的患者，或有明显副功能运动的患者，其牙本质粘接冠的折裂仍然是一个问题。这种修复方式费用高昂而且耗时，同时不适用于牙体预备需要延伸到龈下的情况。有学者提出龈缘处牙釉质颈环的存在是提高此类修复相对强度的关键。

在部分牙齿磨损患者中，也有使用高强度氧化锆内核全瓷冠的报道[30]。笔者对患牙预备成360°浅凹形平龈或龈上肩台，打开邻接面，轴向预备以达到5°~10°的锥度，没有降低咬合。使用CAD/CAM切削制造内冠，保证瓷层厚度>1mm，随后用LAVA™瓷粉进行饰瓷分层堆砌。牙冠设计中应注意最大限度地减少拉伸力和非轴向负载，设计浅的、均匀的前牙引导（下颌前伸）和较厚的切缘，这些通过使用半可调殆架来完成。试戴时，修复体内表面通过喷砂粗化处理，最终使用复合树脂水门汀粘接。鉴于氧化锆是不可被氢氟酸酸蚀，因此与双酚A双甲基丙烯酸缩水甘油酯（BisGMA）树脂水门汀的结合可能不太可靠。可使用含有10-甲基丙烯酰氧基偏苯三酸酐（10-MDP）作为功能单体的树脂水门汀提高粘接力[30]。

### 11.3.5  传统固位的修复体

对于治疗前牙磨损，通常不提倡首先考虑使用传统固位的间接修复体。然而，对于某些患者，最初已经通过直接粘接复合树脂材料的修复，获得了中短期较好的效果，或者最终患者同意使用这种类型的治疗方法时（正如第10章讨论的），可以考虑用传统的修复方法治疗牙齿磨损。使用传统全冠修复治疗牙齿磨损时，如何通过正确的临床操作，获得较高成功率的要点将在第13章详细讨论。

虽然传统修复方案例如牙冠、嵌体和固定桥等的详细信息，可以在任何有关固定和可摘修复学的知名教科书中找到，但我们仍然强调重点一定是在集中提升精确度上，包括准备精确的诊断蜡型，制作准确的硅橡胶树脂/丙烯酸树脂导板，辅助医生进行牙齿预备，目的是在确保修复材料产生最佳的美学效果和功能同时，尽可能多的保存牙体组织。

一般来说，贵金属和非贵金属合金修复体厚度一般为0.7～1.5mm，而金属陶瓷修复体需要在唇侧预备1.5mm、切端2.0～2.5mm的空间，以确保所需的美学、功能和机械强度[2]。

对于牙齿磨损患者，采用金-瓷冠修复时，需要额外注意事项包括[31]：

• ICP中的咬合接触点（在可能的情况下）应在金属上，与瓷相比，金属对天然牙的磨损更小

• 金-瓷结合线应远离咬合接触点，以避免饰瓷在弯曲和剪切应力下发生断裂

• 使用金属颈环来增加金属基底的强度。牙齿颈部需要预备出一个0.7mm浅凹型肩台，与1.2～1.5mm颈部肩台相比，这样可以减少牙颈部硬组织的切割。用全冠修复治疗牙齿磨损的详细临床方案将进一步在第13章详细讨论

## 11.4 结论

为了获得成功的治疗方案，临床医生在开始局部前牙磨损修复前，必须对所有治疗方法的适用范围有充分的认识，这样才能选择最适合的方法，这一点非常重要。

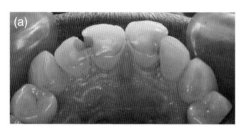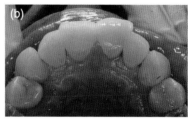

图11.1 （a）本病例中上尖牙、侧切牙和中切牙的腭面上有局部前牙磨损；（b）对（a）图中的病例，使用复合树脂直接修复进行治疗后的效果。

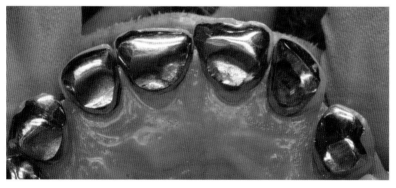

图11.2 在局部前牙磨损病例中使用Ⅲ型金合金腭侧贴面修复。本图显示了15年后回访时修复体的外形。

# 第12章
## 局部后牙磨损临床处理原则
## The Principles and Clinical Management of Localised Posterior Tooth Wear

## 12.1 简介

　　治疗局部后牙齿磨损（TW）的原则本质上与局部前牙磨损的治疗基本原则相似。因此，在确定需要进行修复干预后，首先要考虑如何获得咬合空间来容纳所选的修复材料，常用的方法包括：

- 在牙尖交错位上直接放置修复体（一般性方法），咬合间隙源自牙齿磨损的速率大于牙–牙槽骨代偿的速度，或者对颌牙缺失时垂直距离降低的患者
- 通过下颌骨远移获得修复间隙[1]，利用牙尖交错位和正中关系（CR）位第1颗牙齿接触时之间差异的间隙来获得修复空间，这时髁突在关节窝内移动，利于放置修复体
- 将修复体放置在后牙咬合面上加高咬合，术前需要仔细评估牙齿萌出潜力和髁突重新定位的潜力，同时还要评估修复体对牙齿周围软硬组织的影响
- 保持现有的垂直距离，通过磨切牙体组织以获得修复空间

　　对于早期后牙磨损的病例，仅需采取合适的预防措施，降低牙体组织的进一步磨损。通常对患者进行健康宣教和/或使用牙本质封闭剂，和/或放置合适的粘接性修复体和/或设计加高咬合的修复体（牙齿磨损存在于参与下颌引导的牙齿组织表面），以降低单颗/多颗牙齿进一步被磨损的风险。

　　通过直接或间接法来修复后牙磨损面的解剖结构；安置修复体以维持现有的咬合状态（这可能涉及进一步的牙体组织预备）或将加高咬合，将修复体置于超拾位置（有时需要对患者现有的生理性咬合结构发生显著的改变，有时仅是维持）。

*Practical Procedures in the Management of Tooth Wear*, First Edition. Subir Banerji, Shamir Mehta, Niek Opdam and Bas Loomans.
© 2020 John Wiley & Sons Ltd. Published 2020 by John Wiley & Sons Ltd.
Companion website: www.wiley.com/go/banerji/toothwear

本章的目的是介绍并评估用于局部后牙牙齿磨损的修复方案，从预防性修复/咬合升高修复方案开始介绍。

## 12.2 尖牙加高的修复方法

尖牙的解剖结构和位置，通常尖牙有很长的、球型牙根，使它们适合提供后牙的分离（图12.1）[2]。尖牙咬合面的磨损最终会导致这些牙齿无法提供有效的尖牙引导。因此，修复这些尖牙表面磨损，恢复尖牙引导后，可以：

- 在过去，这些牙齿表面可能受到有效的"尖牙"引导咬合的保护，恢复尖牙引导可以试图防止进一步的牙齿磨损（在相对不受影响的牙齿表面上）
- 保护在动态下颌运动过程中，修复后的牙齿表面（假设存在一定程度上尖牙磨损的因素）免受任何破坏性横向负载的影响

但是，应该注意的是，并非每个人都有尖牙引导，尖牙引导对于后牙的保护作用，从未在前瞻性的研究得到证实，其理念主要基于"传统"修复治疗概念的理论。因此，应用（重新）构建尖牙引导技术时要特别注意适应证必须与特定患者的情况有关，例如在后牙区域牙尖隐裂，或者存在主动磨损等。

这种修复技术有时也被称为尖牙升高或斯图尔特提升，通过改变尖牙牙尖的倾斜度来提供尖牙-引导（Stuart Lift）的咬合[3]。表12.1总结了这种治疗技术的临床要点[4]。

表12.1　制作尖牙提升修复的临床方法总结

- 术前进行完整的咬合评估
- 通过一张根尖X线片进一步了解单颗/多颗尖牙牙根的形态和大小，牙槽骨的支持水平，是否存在任何根尖病变（包括牙根吸收），牙根固位力的大小、龋损、任何现有修复体的状态以及髓腔的形态
- 经牙髓治疗的尖牙、严重缺损修复或易碎的尖牙（可能见于老年患者），由于增加了牙齿断裂的风险，可能不适合这种形式的修复
- 还建议进行详细的牙周分析和美学评估
- 通过在干燥的牙齿上添加复合树脂材料（无任何粘接），直接口内Mock-up，将尖牙升高，这将有利于医患沟通并获得患者同意，同时可以让患者直接看到美学的修复效果

- 选择颜色合适的复合树脂材料，用咬合纸识别并标记尖牙上的正中粭时咬合接触点。理想情况下，在治疗过程中该标记应保持不变
- 采取适当形式的隔湿后，用空气喷砂或无油浮石清洁牙釉质。清洁应仅限于咬合接触点上方的硬组织，延伸到切缘跨过唇侧的区域
- 隔离邻牙，避免树脂粘接到邻牙，随后开始准备被粘接的牙齿
- 对于严重磨损的尖牙，可能需要同时使用与牙釉质树脂色调协调的牙本质复合树脂材料充填，要非常小心地仅仅在标记正中关系止点的上方（切端）添加树脂材料，若不慎将复合树脂添加到正中关系止点或低于（牙龈）正中关系止点时，最终将导致患者咬合垂直高度增加
- 添加牙本质树脂以恢复缺损的牙本质组织，并进行光固化。树脂应以≤2.0mm的层厚放置，以保证材料的充分固化
- 放置选定的釉质树脂以恢复釉质层。釉质层应延伸到唇侧表面以覆盖尽可能多的唇侧釉质，避免影响患者的美学需求或口腔卫生。光固化釉质层后，最终形成复合树脂材料的一个半透明层
- 对修复效果进行评估。理想情况下应恢复尖牙引导，通过患者下颌进行侧向运动来验证，应保证工作侧和非工作侧均有咬合分离，使用咬合纸来帮助验证此过程
- 如果需要，可以添加更多的树脂。新构建的牙尖斜面引导应与残余咬合关系相协调，否则会导致尖牙移位和/或松动
- 塑形和抛光的流程依据上述方法依次进行
- 使用牙线清洁邻间接触区并去除多余的粘接剂和树脂，注意最后塑形完成一定要抛光，确保尖牙修复后提供后牙分离的同时，降低对对颌牙的磨损

这里介绍的技术涉及用复合树脂直接法修复磨损的上颌尖牙，但它同样可以应用于修复磨损的下颌尖牙，或者两者兼而有之，具体取决于患者尖牙的磨损水平和美学需求。

## 12.3 粘接固位修复治疗局部后牙磨损

磨损后牙的修复可能涉及将修复材料粘接到受损的牙体表面，以恢复患牙的外形和功能，或者使用覆盖面更广的修复体（通常需要进一步的牙体准备）。在前一种情况下，粘接性高嵌体修复（包括咬合贴面）已经证明是一种非常好的治疗方法（如果现有的条件利于有效的口腔粘接）。每种方法详述如下：

### 12.3.1 直接树脂嵌体

采用直接法进行复合树脂材料全覆盖修复，恢复患牙的功能和形态，

但该方法对医生的操作技能有较高的要求（图12.2）。直接复合树脂嵌体修复，不仅可以作为中间过渡性修复，对磨损后牙的表面有较高的短期保护价值，同时也尝试明确患者对咬合改变后的耐受性（其具有最少干预和最佳应急处理的特点），也为随后的前牙修复提供了保护，否则前牙修复体可能会因咬合力增大而容易失败。

有许多修复技术被描述用于进行直接复合树脂材料修复，以恢复磨损后牙咬合面的解剖结构，包括：

- 徒手进行直接树脂修复
- 通过咬合直接塑形（DSO）法
- 利用蜡型制作硅橡胶导板法
- 真空成型导板法

一般来说，当计划进行间接后牙树脂嵌体修复时，至少需要1.5mm的咬合空间，但使用直接复合树脂修复时，最小厚度要求就没那么严格了。

徒手使用复合树脂材料直接塑形（有时可能是过渡的中间修复体）时，为了明确患者咬合面上修复的潜力，树脂全颌嵌体可以恢复"平坦"的咬合外形。一旦患者可以耐受，树脂修复体可以用更坚硬的材料或新的材料代替，可具有更多解剖形态和特征，进一步降低牙齿的预备量（因为所需的修复空间将由相对的轴向运动提供）。当以上述的方式进行直接修复建立咬合时，通过抬高咬合，使得下颌骨在侧向功能运动时，修复体保持侧向咬合分离。如果引导牙有磨损的迹象，那么加高的部分可以长期保留。然而，如果引导牙没有磨损迹象，应在建立咬合接触后拆除加高的部分。该技术已被成功应用于出现临床症状的牙齿隐裂患者的治疗[5]。该技术也可用于治疗局部后牙（严重的）磨损和功能问题（如咀嚼过程中疼痛）。这是一种治疗有临床症状后牙磨损的微创方法。

另一种方法是使用DSO技术[6]。这种技术更易于修复体咬合面塑形，有助于恢复所需咬合空间。该技术的核心是：当要求患者咬合时，覆盖殆面或腭侧面添加的复合树脂并未固化，咬合后复合树脂塑形完成后再进行固化。

对于广泛性牙齿磨损，DSO修复技术一般徒手从下前牙堆塑开始。当下前牙塑形完成后，在原位修复后的下切牙和未修复的上前牙之间必须留有足够的空间（见第11章）以利于恢复上前牙的腭侧面。下前牙塑形和抛光后，从上中切牙的腭侧插入金属成型片，并用楔子固定。在放置成型片之前，对所需的金属成型片的高度进行测量并用剪刀进行修整。腭侧成型片安放后，可以使用高速手机金刚砂车针再次调整成型片高度。最后，当患者闭口接近咬合止点时，中切牙之间的成型片与对颌牙之间无咬合干扰。该技术虽然没有刻意使用橡皮障，但是仍要注意隔湿，可使用义获嘉开口器（Ivoclar Vivadent），附加棉卷、吸唾管、适合的成型片、邻面楔子以及椅旁护士进行来协助隔湿。

先在前牙腭侧颈部放置第1层复合树脂材料并固化，使其位于成型片下方1mm处。随后，添加最后一层复合树脂覆盖成型片在整个腭侧牙体组织表面，确保在未固化的复合树脂中留下对颌牙清晰的咬合印记。这一层复合树脂先不进行固化，在对颌牙覆盖一层特氟龙胶带或涂有甘油的薄膜，让患者闭口后，牙慢慢靠近咬合止点，使下前牙在未固化的复合树脂上留下咬合印记。用强力光固化灯固化至少40秒，然后让患者张口，从不同的方向对复合树脂进行再次的固化。在多数情况下，需要对患者唇面进行直接复合贴面修复，若采用前牙复合树脂材料的多层堆塑技术，最后对充填完成的患牙进行抛光。以类似的方式重建全部上前牙，此时后牙咬合止点一直保持在原位，以确保咬合垂直距离（OVD）不变。

上颌前牙的重建完成后，用同样的方式完成后牙重建。重建的顺序如下：

（1）先依照Spee's曲线，参照上颌尖牙的牙尖高度完成上颌第一前磨牙的堆塑。

（2）使用DSO修复下颌第一前磨牙。

（3）先进行下颌后牙的堆塑，其咬合面高度与治疗计划一致，同时为上颌后牙堆塑留下足够的空间。

（4）使用DSO修复上颌第二前磨牙和磨牙。

与前牙的修复一样，使用细颗粒度金刚砂车针完成后牙咬合面的调殆，去除侧向运动中的咬合干扰，旨在保存正常的咬合接触和尖牙引导。

也可借助诊断蜡型制作硅橡胶导板，用作咬合平面高度的参考。还可以帮助重建牙齿形态和功能性咬合，这种方法被Ramseyer等进行了详细的介绍，被称为印章技术，该技术值得进一步探索[7]。硅橡胶导板、印章是由表面光滑的硅橡胶材料制成（在笔者的病例中，使用的是President 硅橡胶，Coltene，Whaledent，瑞士）。然后在每颗牙齿上将导板分为颊侧和舌侧两部分，使用橡皮障隔离并对牙齿进行粘接前处理（包括用树脂复合材料替换口内原有的金属或失败的修复体，用金刚砂车针粗化牙本质15秒，放置邻面成型片），用一部分导板（颊侧或舌侧）将复合树脂材料以45°角放置在牙齿侧面；没有蜡型的部分可以作为确定导板完全就位的参考。根据复合树脂材料对导板和牙齿的贴合度，随后向着牙齿对侧的方向慢慢滚动去除印章。去除多余材料后，进行20秒光固化，然后使用第2个印章重复这个过程。在患者离开时可以进行粗略的塑形，但是最好在下一次复诊时进行最终的塑形和抛光。

Schmidlin等[8]报道了利用真空成型导板进行复合树脂直接修复磨损后牙的方法，在开始修复之前，先将现有的金属修复体均替换为复合树脂，同时对口内所有的龋齿进行充填。然后用蜡型翻制一副石膏模型，在石膏模型上进行真空导板的制作。为了保证导板的稳定，前牙和最远端的牙齿不制作蜡型，使导板组织面与牙体磨损面贴合，在局部麻醉和橡皮障隔离下，将金属成型片放置在邻间隙区（以确保多余的材料不会填塞在邻间隙区）。原有树脂修复体应使用空气喷砂处理，牙釉质使用35%磷酸酸蚀120秒。对牙齿进行有效的粘接后处理，注意要逐颗牙进行处理，将复合树脂材料填充于硅橡胶背板上并在牙齿表面就位。当背板就位后，树脂材料光固化3～4秒。然后，慢慢地去除背板以及多余的材料。修复体（根据笔者的方法）应该光固化60秒并进行初步塑形。然后用类似的方法完成其他未治疗牙齿的充填，远端的牙齿可以用徒手进行塑形。

使用这项技术，要注意以下几个问题：充填体内是否有气泡、材料是否能够有效地与牙齿表面相接触、邻面接触是否适合以及树脂材料是否完全固化（当使用大块树脂充填时）。

### 12.3.2　间接粘接性嵌体修复

高嵌体修复体可以利用常规的固位形式（通过机械固位的方式）或通过化学和微机械粘接固位（粘接性嵌体）（图12.3）。第10章已经介绍了粘接性嵌体的优点。

间接粘接性嵌体可以使用复合树脂、金合金或全瓷材料。

对于钴铬合金嵌体，Yap[9]介绍了一个保守的牙体预备方式，在功能牙尖斜面上预备1.0mm咬合间隙，非功能牙尖上0.7mm的间隙（考虑到钴铬合金最大的硬度），颊侧、远中和舌侧边缘放置在（预备后的）咬合面以下1.2mm。边缘应设计肩台。最好使用复合树脂更换现有的金属修复体（以及对现有的龋齿进行充填）。修复体边缘终点线应延伸到任何修复材料龈方0.5mm，理想情况下最好止于釉质层。

对于Ⅲ型或Ⅳ型铸造金合金修复体，非功能尖和功能尖需要的咬合间隙分别为1.0～1.5mm，颊侧、腭侧和轴向边缘放置在预备后的咬合面下1.2mm（带有浅凹型/斜角/斜肩）[9-10]。

对于全瓷嵌体，应遵循厂商的建议，避免过早的失败，但一般建议咬合面至少预备出2.0mm的咬合空间，同时确保所有的内线角都是圆钝的，四壁没有任何凹槽或锋利的角，从而避免应力集中[11]。

然而，Fradeani等[12]（对于后牙磨损的修复）进行微创牙齿制备，使用单晶体二硅酸锂咬合贴面（无任何饰面瓷）进行修复，确保0.8～1.0mm的咬合空间，浅凹型肩台，在咬合面上的整体咬合间隙为0.8mm和轴向面0.4～0.6mm。

嵌体修复空间的获得有两个途径：在现有的咬合空间的基础上进行相应的牙齿预备；或者在现有的咬合平面上进行咬合加高。后者情况下，应按上述方式对患牙的轴面以及肩台进行预备。另外，如果考虑采用"三明治"方法进行间接修复，可以通过树脂充填改变就位道，尽量减少对牙体组织的磨切。

当使用直接复合树脂材料修复在技术上有难度时（特别是针对多个，严重牙体组织缺损的情况），使用间接复合树脂材料治疗后牙磨损（如第9章所述利用复合树脂作为修复材料的特点）。其中，采用传统技工室或3D CAD/CAM（Lava Ultimate, 3M ESPE）加工的间接复合树脂嵌体修复已有报道，这些方法所需要的牙体组织预备量是非常小的[13,1]。然而，为了确保修复体的耐久性，嵌体的厚度应该满足最小的厚度要求（至少1.5mm）。在这两种情况下，都需要蜡型制作成的硅橡胶导板指导嵌体就位。将金属成型片插入邻间隙，制取印模（制取印模时成型片一并带出），这样模型上的邻接点就是打开的，利于修复体的制作。嵌体的粘接是先通过将嵌体置于有术前蜡型制作的透明硅橡胶导板（Elite Transparent, Zhermack）内，选择并加热颜色适合的树脂水门汀，将其放置在修复体表面，在树脂嵌体就位后，向着磨损面加压。使用透明硅橡胶材料制作的导板，允许医生在导板就位不动的前提下进行树脂水门汀光固化/聚合。多余的树脂材料可以在完全聚合前去除。

为粘接性修复体制作临时修复体是非常困难的。在诊断蜡型可用的情况下，可以利用其制作导板，使用双丙烯酸临时冠桥修复材料制作个性化的临时修复体。修复体可以使用聚羧酸锌水门汀或不含丁香酚的临时树脂水门汀（如Temp-Bond NE、Kerr）粘接。

在没有蜡型的情况下，可以利用直接技术制作临时修复体，相应的邻牙要使用圈型成型片进行隔离。对颊舌面进行点酸蚀（37%磷酸，不超过两个点）。一些临床医生会选择使用牙本质粘接剂，起到即刻牙本质封闭的效果[15]；然后将复合树脂添加到拟修复的酸蚀及酸蚀外的区域。

为了获得合格的工作印模，最好避免使用轻重体硅橡胶印模系统，因为重体硅橡胶会将轻体推离肩台边缘区域，最终导致肩台区域是用不太准确的材料记录。在制作嵌体时，还应告知技师制作代型模型时边缘区域不要使用任何间隙涂料。

组织面的处理也要特别注意（依据选定的材料），如前面讨论的关于粘接性金属/瓷贴面修复磨损的前牙一样，要确保修复体与树脂水门汀有足够的粘接力。

粘接嵌体最好在橡皮障隔离下完成。在准备使用树脂粘接时，要小心地隔离邻牙，避免在粘接过程中无意粘接到邻牙上。

## 12.4　传统固位方式修复局部后牙磨损

一般来说，使用常规固位的间接（冠和嵌体）修复体可以用于治疗从单牙到多牙的后牙牙体磨损。无论哪种情况，都必须在术前谨慎制订适用于修复的整体方案，以确保获得预期的修复（咬合）功能。特殊情况下，可能还需要利用其他临床技术，例如在受损的单颗/多颗牙齿可能是正中关系第一咬合接触点时，或者参与提供下颌引导。与特殊咬合相关的治疗方案将在下面进一步讨论。

冠和嵌体预备的细节（包括进行精细牙齿预备的过程，制取印模、制作临时修复体和治疗区域软组织处理）在任何关于固定和可摘修复的经典书籍中通常都有提及。

## 12.5 间接修复体治疗局部后牙牙齿磨损的咬合方法（非咬合加高的情况）

### 12.5.1 间接修复技术的保守方法

对于单个后牙冠/嵌体的修复，当受损的牙齿不参与下颌侧向运动或前伸运动提供任何引导，并且不是正中关系（CR）、后退接触位（RCP）第一咬合接触点时，应遵循正常的牙齿预备过程完成牙齿预备，使用手持模型制作修复体被认为就可以了。因此，在牙体预备后记录牙尖交错位（ICP），可采取（如果需要）第5章[16]所述的方法。

在试戴最终修复体时，最重要的是要验证粘接前后的正中关系咬合止点是否一致，特别是那些明显的咬合接触点，使用适合的Shimstock咬合锡箔纸来对关键的咬合接触点进行记录，验证咬合接触（方法类似直接修复）。

当进行数量有限的多颗后牙修复时（3个单位或更少，其中也包括固定桥修复），且该牙齿并不承担下颌功能运动的引导（例如患者是尖牙引导殆），这时需要使用面弓，并制取ICP咬合记录，利用均值或半可调殆架上殆架来完成修复，此时殆架上设置均值参数，例如髁突间距的宽度，切导角度，髁导角度，Bennet角（渐进式侧移）和迅即侧移（Bennet运动），这在第5章有详述[16]。这为技师进一步提供与修复体解剖形态表面特征相关的有用信息，例如牙尖高度、牙尖角度以及牙尖和窝沟的位置。

当进行多颗牙齿修复时，为了获得稳定的咬合参考，在不同复诊时期都要选择咬合稳定的参考牙齿和/或在一些牙齿预备后使用稳定的咬合记录材料（采用适当形式的硅橡胶PVS咬合记录材料或冷–固化的丙烯酸树脂）即刻进行牙尖交错位ICP与对颌咬合面的咬合记录，利用咬合记录在殆架上与预先固定的对颌模型安装上殆架。

但是，如果需要修复的后牙确实在下颌功能运动的引导上有重要作用，在将来最终的间接修复时需要保存或复制这个功能时，则需要提前制取一套准确的术前研究模型，同时面弓记录也要有，如果有必要，还要记录牙尖交错位咬合关系。

使用这些咬合记录，可以将诊断/最终修复模型以牙尖交错位安装在半可调殆架上。然后制作个性化切导盘（有时也称作前导盘或切牙咬合盘）[17]。

个性化切导盘的作用是"转移前牙的咬合接触点到殆架上，这些咬合接触点决定了下颌骨边缘运动的范围，"同时复制"引导面的咬合轨迹和特征"，从而保存记录所需的动态咬合方案[18]。这个性化切导盘的制作方法如下[17]：

（1）在半可调殆架将一副预先确定咬合关系的修复模型上殆架。

（2）将殆架的切端导针升高1.5 ~ 2mm。

（3）用凡士林轻轻涂抹切端针的尖端（作为分离剂）。

（4）按照厂家的说明书调拌混合适量的冷固化丙烯酸树脂，当到"面团期"时，材料转移到切导盘上，有多种冷固化丙烯酸树脂可以使用。

（5）当丙烯酸材料仍在凝固时，切端针的尖端应伴随着殆架后部的上颌构件从一侧到另一侧移动，从而引导前牙模拟前伸和侧方运动在丙烯酸材料上转移记录轨迹。这样，在动态运动期间就会在殆架上制作一个记录。

（6）一旦丙烯酸凝固后，务必要验证切端导针与咬合记录材料是否具有明显的接触（从而确保获得牙尖交错位的咬合记录）。这可以使用一张有适当支撑的Shimstock咬合锡箔纸进行验证。

（7）仔细修整个性化切导盘，在不破坏运动轨迹的前提下，去除任何多余的阻挡，不要影响咬合记录，同时允许以最好的视角观察切导针的移动，确保其与丙烯酸树脂切导盘持续接触。

（8）工作模型现在安装在预先存在的对颌石膏模型的殆架上（必要时使用牙尖交错殆记录）。

（9）个性化的切导可用于制作最终修复体，应用修复前记录的下颌运动轨迹确定理想的牙冠高度、长度和引导面的解剖结构。以类似的方式完成修复体制作，最重要的是要确保在整个过程中切导针与引导台保持接触，使用Shimstock咬合锡箔纸及GHM咬合纸来确认。

### 12.5.2　CR位、RCP位时有早接触点的后牙处理

当下颌骨在后退闭合弧闭合时，到达牙齿第1个接触点的位置称为后退接触位（RCP）。在间接修复时，是否要复制这个接触点是不得不面临的临床决策。如果要复制这个接触，则需要考虑在该条件下选择承载咬合力最强的修复材料。如果已经决定将该咬合接触复制在修复体中，在备牙之前就应把患者的上下颌研究模型用面弓和后退接触位（RCP）闭合弧的咬合记录上于半可调的殆架上，松开殆架导针，确认RCP位。如前所述，从这个点

开始制作前牙切导盘，牙齿被动向前进行正中和侧方运动来制作切导盘。一旦制作完成，在𬌗架上安装工作模型，使用个性化的切导盘按照既定的计划制作间接修复体。

## 12.6　结论

当着手开始局部磨损后牙磨损修复重建时，为了获得成功的结果，临床医生一定要做到对各种技术和理念的范围心中有数，这样才能有利于选择最优的方法治疗患者。

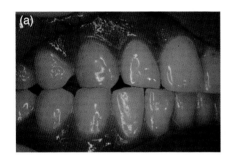
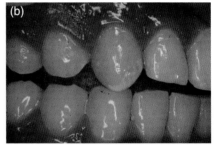
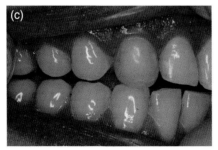

图12.1　（a）右侧方运动时，患者右侧上下牙的接触情况，可见工作侧的咬合接触点；（b）在患者右侧尖牙进行直接树脂加高修复后，显示右侧方运动（a）与照片（a）比较注意周围牙齿的分离；（c）患者直接复合树脂加高修复右侧上颌尖牙后的磨损，（a）和（b）中所示患者的右上尖牙在9年后复诊时的状况。注意伴随着直接复合树脂的磨损，在右侧方运动时，周围牙齿的邻间隙的变化。

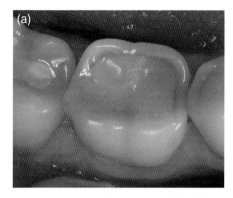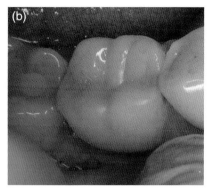

图12.2 （a）右下第一磨牙磨损敏感的患者；（b）（a）图中显示的下颌右侧第一磨牙，已用直接复合树脂修复，该图是复诊时的情况。

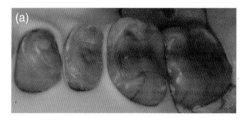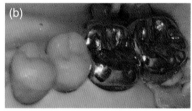

图12.3 （a）患有牙齿磨损的患者；（b）（a）图的患者，前磨牙用二硅酸锂粘接修复，磨牙用金合金嵌体修复后的即刻照片。

## 第13章
## 广泛性牙齿磨损的治疗原则和临床方法
## The Principles and Clinical Management of Generalised Tooth Wear

### 13.1 简介

用于严重的牙齿磨损（TW）的治疗原则和修复技术特点类似于前文中所描述（图13.1）。因此，本章的重点将是讨论广泛性牙齿磨损的治疗原则（图13.2）。

对于已经遭受广泛性牙齿磨损的患者（如第6章所述），他们的咬合垂直距离（OVD）也发生了改变。OVD改变很大程度上取决于随之而来的牙槽骨的代偿水平。因此，在计划修复重建时，通常就要考虑OVD的变化。

就广泛性牙齿磨损而言，临床上很难将患者按照Turner和Missirilian的描述方法将患者分类[1]：

- 第1类：过度磨损导致OVD丧失
- 第2类：过度磨损且不伴有OVD丧失，有可用的修复空间
- 第3类：过度磨损且不伴有OVD丧失，修复空间不足

上述分类方法的确已被用于辅助修复重建的设计。对于需要增加OVD的患者，还可以使用一种替代的实用分类方法，其已被用作Radboud牙齿磨损项目（Nijmegen, 荷兰）[2]，本章将会进行更详细的阐述。

在所有牙齿磨损病例中，无论广泛性磨损引起牙齿何种相关的咬合变化，当要进行主动干预时，强烈建议术前将研究模型以准确的正中关系（CR）上𬌗架进行诊断分析[3]。尽管使用常规面弓和半可调𬌗架也是可以的，但必要时，动态铰链轴面弓转移可以暂时帮助增加OVD的同时，不会导致水平颌位关系的错误变化。患者真实的解剖铰链轴可能与使用常规面弓确定的不同[4]。在这种情况下，OVD的改变将导致颌骨水平关系的准确性

*Practical Procedures in the Management of Tooth Wear*, First Edition. Subir Banerji, Shamir Mehta, Niek Opdam and Bas Loomans.
© 2020 John Wiley & Sons Ltd. Published 2020 by John Wiley & Sons Ltd.
Companion website: www.wiley.com/go/banerji/toothwear

降低，进而可能导致不良的修复[3]。笔者指出这种设备的使用也取决于计划修复时选择的材料。如果将可调节材料（例如复合树脂材料）直接用于患者的牙列修复，同时观察到修复后咬合引起的适应性改变，则可以通过任何必要的调𬌗来获得合适的咬合状态，那么就不需要使用复杂的全可调𬌗架。一旦咬合状态在原位得以确认，根据适应修复过程中的要求，就可以对单个或一组牙齿进行最终修复，如本章节后续所述。

通常是否需要增加OVD主要原因取决于：①牙齿磨损的数量和位置；②修复体所需的空间是否足够；③是否存在延长前牙的需要和可能性。

临床上，息止颌间隙可以通过测量磨损牙列现有的OVD和嘴唇闭合时下颌休息位面部的高度差来估计——两次测量之间的差就是现有息止颌间隙的距离，这给OVD增加提供参考。但是，笔者认为息止颌间隙在治疗后会慢慢适应，所以不是一个最重要的因素。由于覆盖在口外软组织的动度，以及常用记录设备的局限性，息止颌间隙的确定是一个非常主观的过程。此外，下颌息止颌位也是可变的，受许多因素的影响，例如发音、情绪、咬合关系、牙槽骨吸收、体位、天然牙接触的丧失，以及服用一些处方和精神类药物[5]。

基于上述观察结果，在𬌗架上设计拟增加OVD（通过抬高𬌗架上的切导针）时，应基于对重建后牙解剖形态的预期，仔细考量前后牙所需的颌间间隙。参考口唇部相关的微笑设计[6]，直接用复合树脂在13-23牙口内模拟Mock-up检查验证患者新的美学效果，不需要任何釉质和/或牙本质的粘接过程。患者对颜色和外形认可后，口内模拟Mock-up通过照片记录存档，然后移除。如果需要（例如拟进行间接修复的程序或需要制作模型）可以相应地制作诊断蜡型（最好是复制模型）[3]。前牙的口内模拟Mock-up为诊断蜡型提供了参考。临床上制作功能美学牙科蜡型的过程，随后口内模型Mock-up以帮助获得患者的知情同意，这在第8章进行了详细的讨论。

根据笔者的经验，转移计划增加的OVD（由模型和诊断蜡型确定）到患者口内时，（理想情况下）首先应考虑实施最少的干预手段，使用对修复范围和咬合便于调整的材料（通过添加或减少，例如复合树脂材料），以验证患者对模拟改变的咬合功能和美学耐受性。一旦确定了患者可以耐受（以及接受该计划），那么这些修复体可能会被更多坚固的牙科材料替换（在需要时）。确实，根据Loomans等建议[7]，在保证预期临床效果的前提下，修复技术应尽可能保守，尽量减少治疗所需牙齿的数量。

上述分阶段的治疗方法不仅允许医生在适当的时期内评估患者对变化耐受性，也有助于避免产生潜在的问题，这些问题常出现在多单位牙齿进行创伤性更大的修复时（例如牙冠），患者的牙列突然从当前状态发生了显著的变化，特别又没有充分利用临时修复体进行适应性测试（具体内容下文进一步讨论）。

这种方式分阶段治疗，可以避免多单位间接固定修复较高的初始治疗费用，但最终的治疗费用依然会很高。因此，需要适当的医患沟通，在开始治疗时就要让患者知情同意（图13.3）[3]。

## 13.2　广泛性牙齿磨损修复重建的方法

上述已经提到了Turner和Missirilian[1]对广泛性牙齿磨损病例的分类，当计划进行咬合重建时，此分类方法可能会有帮助，这将在下面讨论。但需要注意的是，对于OVD的丧失很难确定，并且没有严格的标准。

### 13.2.1　第1类：过度磨损导致OVD丧失

这类患者是所有广泛性牙齿磨损3个分类中较易治疗的一类，因为牙齿磨损过程产生的最终咬合间隙，将为大部分（如果不是全部）修复材料提供所需的咬合空间，不需要进一步对咬合面进行预备（当计划增加OVD时）[8]。

对于广泛性牙齿磨损，制作传统的全覆盖硬质丙烯酸稳定𬌗板，例如密西根Michigan𬌗板（在第8章中讲述），目的是为了评估患者对于咬合改变的包容性/适应性[9]，对于第1类患者通常认为没有必要使用此类装置[8]。但是，对于有颞下颌关节紊乱的患者，仍然建议使用𬌗板[7]。

对于此类患者，当计划使用加法/最小干预的方法进行咬合重建时，粘接固位修复体的临床技术与前几章中描述的类似，要将诊断蜡型的信息复制到口内进行修复。

对于广泛性磨损的患者（无论何种分类），当进行修复重建时，最理想的是增加的OVD应该均分在单𬌗中，但是最终的决定常常取决于磨损的类型和患者预期的美学修复效果（例如延长上中切牙）。如果增加的OVD均匀的分配于上下牙列中，可能会使跨牙列冠根比的增加更加平均，也使得OVD的增加不会那么突兀，从而有助于提高患者的适应性。

先修复前牙还是后牙是由医生决定的。虽然一些临床医生倾向于先修复前牙（在治疗过程中更易获得良好的美学效果和前/尖牙引导），但是也有医生可能选择先修复后牙，以控制磨牙和前磨牙的咬合面形态（特别是要试图建立组牙功能𬌗时）[10]，与此同时首先还要确保修复材料足够的厚度和覆盖的范围。

有时，还要决定修复体的修复顺序，以便在单次的复诊中分段修复前牙或后牙，对于医生和患者而言，这相对简单。因为从技术角度来看，单次治疗完成全牙弓的治疗是很困难的。分阶段治疗也有助于治疗费用的分次支付。在这种情况下，开始的时候需要一个稳定的𬌗板，而且可以分割（当修复体完成后部分就被分割掉），以帮助确保/提高新安装的修复体在治疗期间，承担额外咬合力时短期内的存活率。在没有使用𬌗板的情况下，在后牙区也可以使用玻璃离子或直接复合树脂安装正中关系止点来帮助维持咬合空间。

当计划进行传统修复时（尤其是在现有临床牙冠非常短的病例，以及复合树脂修复体暴露于较高咬合力时，也可能会出现不可预知的问题），可以在一次就诊时进行简单的牙体预备（至少一个牙弓）[3]。根据计划对OVD重建的牙齿制作临时冠修复，哪个牙弓先行预备取决于咬合面的差异（通常是先开始预备计划重建的咬合面与现有咬合面差异最大的牙弓）。利用诊断蜡型制作丙烯酸或硅橡胶导板，辅助医生根据最终修复体的咬合面进行精确预备是非常有用的[3,10]。

患者应保持佩戴间接临时修复体6~8周[3,8]。这段时间应该对第6章和本章中分别描述的美学和咬合功能进行再次评估，主要取决于最终修复体的制作完成时间。临时修复可能需要一些调整。一旦患者可以接受并适应临时修复体，那么就可以用作最终修复体咬合和美学修复的参考。制作个性化的切导盘是非常有用的（复制前牙咬合方案），在机械𬌗架上使用个性化切导被证明非常有效，详情请参阅第6章。

当计划进行金瓷冠修复时，试戴金属和/或内冠是非常必要的，这可以减少在修复治疗过程中误差的累积，咬合方案的目标是获得交互保护𬌗，这已经在前面讨论过了。

### 13.2.2　第2类：过度磨损且不伴有OVD丧失，有可用的修复空间

在这种情况下，牙尖交错位（ICP）和正中关系咬合接触点（CRCP）之间可能存在差异，可以将下颌骨向CR方向远移来"创造"空间。虽然这可能会为修复治疗提供一定程度的咬合空间（用于容纳所需的修复体），但是这样产生的空间可能并不能够完全满足修复的需求。因此，可能需要计划同时增加OVD。对于这些情况，传统的方法是先给患者佩戴全覆盖的硬制丙烯酸𬌗板，增加OVD所需的高度，同时引导下颌骨到闭合时的后退位[8]。

𬌗板治疗的目的在于通过可摘修复体获得交互保护𬌗，要求患者连续佩戴夹板1个月（除进食外的所有时间），来评估患者对于OVD增高的耐受性[11]。一旦医生认可患者能够适应咬合的变化，就按照对第1类患者所述的方式开始初步的牙齿预备。某些情况下，在制作𬌗板的过程中，可在前牙区加入复合树脂进行评估，以便在制作过程中进行一些美学补偿。

由于𬌗板治疗的依从性很难预测，所以Vialati和Belser阐述了另一种可以替代的方法[12]。将间接临时复合树脂嵌体和/或腭侧树脂贴面直接进行修复，其恢复的咬合高度与全覆盖硬制𬌗板提供的一致。这也可以用直接复合树脂进行完成，如图13.4所示的临床病例。

在某些情况下，部分牙齿可能没有表现出明显的磨损，这时可以避免放置修复材料，进行适当的调𬌗，以实现长期咬合稳定的目标。

### 13.2.3　第3类：过度磨损且不伴有OVD丧失，修复空间不足

第3类患者是最复杂的，因为修复空间很难获得。其原因是牙槽骨代偿性生长，牙齿重新定位。根据Rivera-Morales和Mohl[8]的研究，在这种情况下，应尽一切努力通过增加OVD以外的其他方式获得空间。当这种尝试依旧不能提供足够的修复空间时，才会进行OVD的升高，其将是在仔细使用𬌗板对OVD进行去程序化调整来完成的。

在这样的情况下，也可以使用如下的方法：

#### 13.2.3.1　同期骨修整的齿冠延长

虽然修复边缘可以放置在龈下，但理想的修复边缘应放置在龈下不超过0.5mm的位置，以防止侵犯生物学宽度。当生物学宽度被破坏时，可能会

出现慢性牙周炎症并伴随牙周组织破坏，导致在更偏根方的位置重新建立生物学宽度。为避免这种情况，需要进行外科手术——齿冠延长[13]。

齿冠延长术同期骨整形来增加冠方牙体组织高度，特别是在临床牙冠高度较短的情况下，进一步降低咬合可能会严重影响传统修复设计的固位和抗折。然而，需要强调的是患者要有一个良好的口腔卫生习惯，同时要仔细评估牙周组织和冠根比例，因为采用去除2~3mm牙槽骨的临床技术，在冠根比不佳的前提下，可能会导致牙齿松动[10,14]。

在设计治疗方案时，应提前准备诊断蜡型，在诊断模型上模拟手术过程效果，并在口内进行相应地模拟修复，使患者能够看到大概的效果。此外，在针对最终修复体的外观进行冠延长手术时，还应仔细考虑牙龈顶点的位置和对称性[10,14]。

齿冠延长术可能会导致牙冠之间出现不美观的"黑三角"、不良的冠根比例[10]。愈合过程也常伴有牙龈萎缩，可能导致龈下边缘暴露。在可能的情况下，在排龈和印模操作的时候应小心谨慎，以免破坏牙槽嵴顶的牙龈附着[15]。

在最终修复（特别是在前牙区域）之前要留出足够的愈合时间，充分稳定牙龈附着水平，以避免修复后的美学效果不佳，这点非常重要[15]。牙周手术和最终修复之间的间隔最长为6个月[16]，但也有学者认为，过分延后这个过程可能会增加组织反弹的风险[10]。

冠延长相关的其他问题包括术后敏感，尤其是当需要放置修复的边缘是新暴露的牙本质时。如果齿冠延长术后的牙齿有明显的冠-颈锥型缩窄，这可能导致大范围破坏牙体外形，存在牙髓并发症的风险[17]。

### 13.2.3.2　选择性牙髓治疗以及桩冠修复

可以考虑选择性的牙髓治疗，利用桩核系统进一步增加可供利用的咬合空间，用于修复过度萌出的牙齿，以矫正咬合平面的差异（其中咬合面的预备会导致医源性牙髓暴露）或用于覆盖义齿的基牙预备。

桩核冠修复容易引起根折的风险较大（尤其是使用金属桩核系统），这个问题在严重磨牙症倾向的患者身上更常见。

此外，如果根管治疗不成功，选择性牙髓治疗也可能会影响牙齿的长期预后。在这种情况下，必须非常仔细解释选择性牙髓治疗的好处，并保留获得患者知情同意的证据。笔者的意见，应尽量避免后牙使用桩核冠修复。

### 13.2.3.3　正畸移动牙齿

通过正畸移动牙齿[18]，用于矫正严重过度萌出的牙齿或临床牙冠短的牙齿（其需要有大量牙槽骨支撑），通过增加覆盖和降低覆𬌗来提供咬合间隙，还有助于改善前牙牙列的排列。然而，正畸干预的牙齿也可能伴随一个不稳定牙根吸收的风险[17]。

## 13.3　结论

广泛性牙齿磨损的患者，一旦有了咬合重建修复的指征，医生在精心制订的治疗计划时，除了需要适当考虑美学和功能要求以外，还要精心挑选修复材料。建议在设计阶段允许患者参与，特别是从美学角度，让患者看到预期的最终修复效果。患者对适应性改变的机制和修复预期两方面的认知是治疗成功不可或缺的一部分。

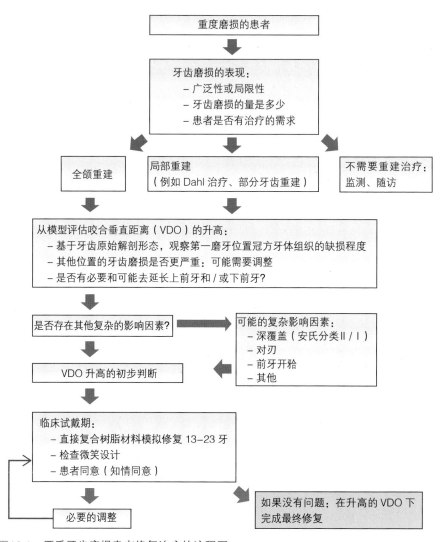

图13.1　严重牙齿磨损患者修复治疗的流程图。

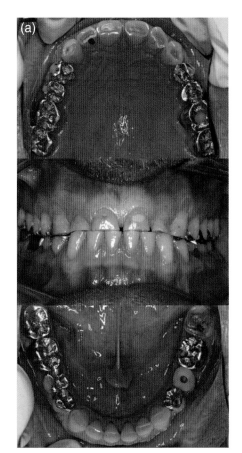
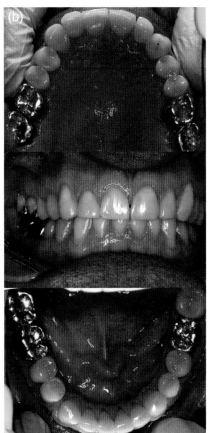

图13.2 （a）上牙弓和下牙弓广泛性牙齿磨损患者，后牙修复体出现失败和磨损迹象；（b）对该患者全牙列咬合重建并更换失败的后牙修复体，术后多年的随访情况。

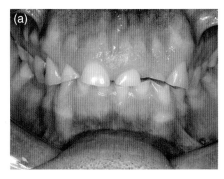
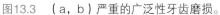
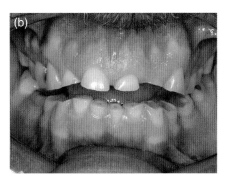

图13.3 （a，b）严重的广泛性牙齿磨损。

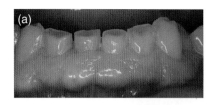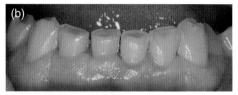

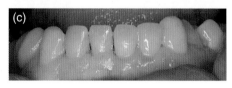

图13.4 （a）下前牙牙齿磨损的患者；（b）患者齿冠延长术后；（c）齿冠延长术后，进行直接复合树脂修复，图像显示患者预约复查时的情况。

第14章
牙齿磨损修复治疗的预后：应急处理计划
以及复查和维护的重要性
The Prognosis of the Restored Worn Dentition:
Contingency Planning, the Importance
of Maintenance, and Recall

## 14.1 简介

牙列修复完成的患者需要随访以确定临床修复效果。对磨损的牙列修复后，特定致病因素可能是威胁修复治疗存活率的危险因素。持续的酸蚀磨损可能会破坏修复体的边缘界面，导致咬合面破坏并延伸到修复体。磨牙症的患者会对修复体施加持续的高负载，增加修复体破损折裂的风险[1-2]。因此，牙齿磨损患者修复治疗后不但要采取预防性的措施，例如佩戴夜磨牙𬌗垫，还需要在修复治疗后几年内仍然进行持续的维护。修复体出现如变色、（碎屑）断裂、磨损等问题是进行干预维护的主要原因[3]。干预维护可能是简单的程序（例如抛光和翻新），也可能是需要较为复杂的修复介入（例如修理或更换修复体）。

完全更换失败的修复体通常成本高昂且耗时很长。对于有缺陷的修复体虽然可以对其更换，但现在的理念认为对其修理是治疗方案的金标准[4,7]。在口腔治疗中，对修复体的修理一般是指用新的修复体替换损坏或破损的部分，同时保留剩余完好的那部分修复体。当修复体出现变色、微渗漏、边缘不密合、分层或简单破裂等问题时，可能需要及时的修理或更换。一般更推荐对修复体部分更换/修理，可以利用粘接技术，在现有的修复体表面添加一层新的复合树脂材料来修复。与完全更换相比，修理的并发症风险不大，减少了再次损伤健康牙体组织的风险。鉴于每次更换修复体都会导致更多的牙体预备量，修理可能减缓所谓的再次修复周期[8]。

为了使复合树脂材料与牙体组织以外的底物粘接，多年来已尝试利用物理、物理化学或化学粘接原理开发了许多表面处理的方法。表面粗化是

*Practical Procedures in the Management of Tooth Wear*, First Edition. Subir Banerji, Shamir Mehta,
Niek Opdam and Bas Loomans.
© 2020 John Wiley & Sons Ltd. Published 2020 by John Wiley & Sons Ltd.
Companion website: www.wiley.com/go/banerji/toothwear

通过使用喷砂、激光和酸蚀剂来实现的，例如酸化的氟化磷酸盐、氢氟酸和磷酸，化学表面处理方法可以使用硅烷偶联剂和/或粘接剂树脂[7,9]。

使用修理技术，可以延长有缺陷修复体的使用寿命[10-11]。粘接技术的进步使得我们可以借助表面处理的概念，将复合树脂材料粘接到不同的间接和直接修复材料表面（图14.1）。本章的目的是总结重度牙齿磨损（TW）患者修复体失败和存留的原因。此外，将介绍不同的修理技术，包括口内修理时表面处理的实用方法。

## 14.2 直接和间接修复体的存活率

### 14.2.1 直接修复

在口腔充填修复中，最常用的材料是银汞合金和复合树脂。就后牙修复体的临床存活率而言，两者均显示出良好的长期结果，使用10年后，平均年失败率各不相同，为1%~3%（图14.2）[12-14]。对于银汞合金和复合树脂充填修复失败的主要原因包括（继发）龋，修复体以及牙齿断裂（图14.3）。然而，充填体的临床生存率是一个复杂的问题，取决于多个影响因素：

• 修复材料的特性[15]
• 患者相关的风险因素，例如：
  – 口腔卫生
  – 龋齿易感性[14]
  – 磨牙症[16]
  – 牙医的水平[17]

这些与患者相关的风险因素的存在可能会使充填物的失败率增加4倍[14]。值得注意的是，在许多临床试验中，高风险患者经常是被排除在外的，导致这些研究存在纳入偏倚。因此，临床试验的结果可能并不总能代表一般人群。后牙复合树脂修复体的失败通常与继发龋和修复体的断裂有关。

### 14.2.2 间接修复

一项系统的综述回顾研究发现，平均随访时间为7.3年，金属烤瓷单冠的年失败率为0.88，累计5年后的预估存活为95.7%[18]。全瓷修复年失败率为0.69～1.96，累计估计存活率为90.7%～96.6%。各种全瓷冠显示出不同的存活率。与金属烤瓷冠相比，长石质瓷/二氧化硅陶瓷和氧化锆全冠修复体的5年生存率更低（有统计学差异），分别为90.6%和91.2%。相比之下，二硅酸锂增强玻璃陶瓷（估计5年存活率为96.6%）、玻璃渗透氧化铝（估计5年存活率为94.6%）和致密烧结氧化铝（估计5年存活率为96.0%）可与金属烤瓷冠相媲美。对于金属烤瓷冠，崩瓷是最常见的机械并发症，5年累积事件发生率为2.6%［95%置信区间（CI）为1.3%～5.2%］（图14.4）。对于全瓷冠，以氧化铝和氧化锆为基底的全瓷冠比所有其他全瓷冠有更高的崩瓷概率。金属烤瓷冠很少出现基底冠断裂，而全瓷冠则更常见。对于氧化锆牙冠而言，还有一个常见的并发症是固位力的丧失[18]。

全瓷修复体（牙冠、贴面、高嵌体和嵌体）的失败似乎也与个体风险因素有关。在具有副功能咬合习惯的患者中发现其失败的风险升高2.3倍[19]。另一项研究发现，副功能咬合习惯会显著增加全瓷贴面的崩瓷风险[20]。

关于直接和间接修复体临床寿命的临床数据多基于对正常牙齿的临床研究，没有包括牙齿磨损的患者，这些结果不能直接用于牙齿磨损患者的参考。事实上，在许多关于间接修复的临床研究中，有磨牙症迹象的患者均是被排除在外的[21]。因此，已经发表的关于直接和间接修复体寿命结果的研究文献显示，对于牙齿磨损患者这一特定修复高风险组没有太大的意义。

## 14.3　修复体的修理和替换

大多数修复体折裂均发生在龈上，因此一般情况下，折裂修复体的修理并不困难，可以通过复合树脂直接修复[22]。当修理这些修复体时，与完全更换相比，修理对牙齿结构的影响最小。此外，修理比更换整个修复体更具经济效益。由于可以增加修复体的寿命，因此修理被认为是非常有益的。对于直接修复体的修理，在一项系统综述中，Cochrane Collaboration对比研究了有问题的银汞和树脂修复体再次修理与完全替换的治疗效果[23-24]。然而，其并没有发表与此问题相关的临床随机对照试验。修复体失败时是修理还是更换，文献中没有明确的共识参考，所以目前可用的最佳科学证据均来自若干回顾性和前瞻性的临床试验和体外研究。事实上，修理主要针对临床上局部出问题的修复体。修理是一种微创的方法，意味着添加修复材料，无论是否在修复体和/或牙齿硬组织进行预备，都要使用粘接剂和釉质修复材料。如果有多个或严重的修复体问题，则要更换修复体，简单的修理就很难实现或解决问题。修理并非总是没有风险，因为有时需要延长预备的时间，这可能会产生医源性（牙髓）损伤，并使处理更复杂且成本更高。此外，关于何时修理或更换失败修复体的信息很少，全科医生决策时很难获得这方面的指导。

为了成功修理修复体，必须在新旧修复体之间建立持久的粘接[7]。因此对基底表面充分的处理、选择适合的粘接树脂和修复材料是成功修理的前提条件。为了给旧的和老化的修复体提供足够的固位力，可以利用宏观或微观机械固位和/或化学黏附来进行表面处理。宏观机械固位力可以通过制备固位孔、回切，或简单地用粗颗粒金刚砂车针粗化表面来实现，微机械固位则可通过蚀刻（例如磷酸或氢氟酸）或带有氧化铝或氧化铝颗粒涂层的二氧化硅颗粒喷砂来获得。此外，树脂和无机填料颗粒之间可以应用特殊的底漆，例如硅烷偶联剂，来获得化学结合。

## 14.4　修理技术

### 14.4.1　酸蚀技术

目前，通常通过磷酸或氢氟酸对基底面进行酸蚀处理，磷酸对牙釉质和牙本质有效，但对复合树脂、陶瓷和金属的表面形貌却没有直接的影响。但是，表面进行清洗和脱脂，对修理后修复体的固位还是有帮助的[25]。与磷酸不同，氢氟酸能溶解陶瓷中的玻璃颗粒，对大多数复合树脂基质没有影响。因为微填料复合树脂中所含的无机填料少，所以氢氟酸对此类复合树脂材料的蚀刻效果有限。因此，我们必须要认识到在很大程度上，氢氟酸的作用取决于材料中填料颗粒的组成。例如，氢氟酸对含有锆颗粒或石英颗粒填料复合树脂的蚀刻效果比由钡玻璃颗粒组成的复合树脂更好[25]。新材料的多样性需要对其再次修理能力方面的兼容性进行评估。然而，除非在患者病例中已有详细的记录，否则在临床上出现问题时，往往不能确定初次治疗时使用的复合树脂材料的类型。

口腔内使用氢氟酸时，应避免直接接触牙釉质和牙本质以及皮肤或黏膜。氢氟酸在牙本质和牙釉质上形成的氟化钙（$CaF_2$）沉淀，抑制粘接树脂渗入打开的牙本质小管中，降低复合树脂材料与受污染的牙釉质或牙本质的粘接性能[26-27]。氢氟酸对皮肤或黏膜的酸蚀是无痛的，但可能会导致更深层的组织坏死[28]。迄今为止，没有描述氢氟酸的副作用或负面反应方面的牙科文献[29]。

氢氟酸的最佳浓度及最有效的酸蚀持续时间目前仍然不明确，通过多项体外实验使用不同的材料和方法来研究此问题，研究结果很难有可比性[9]。尽管如此，有一个比较一致的结论是延长酸蚀时间并不一定会获得更好的粘接力。根据陶瓷类型和玻璃基质的成分，延长酸蚀时间可能会导致玻璃颗粒从表面脱落，使材料表面粗糙度降低，不利于后续硅烷偶联剂的亲水。

### 14.4.2　喷砂

空气颗粒喷砂通常使用椅旁空气喷砂装置，在2～3Pa压力下，对口内的修复体进行处理。可用于多种基底材料的处理，如金属、陶瓷、复合树脂或银汞合金，一般从约10mm的距离喷砂10秒以达到清洁和粗糙表面的效果。喷砂颗粒由尺寸为30～50μm的氧化铝颗粒或含二氧化硅涂层氧化铝颗粒构成，后者又被称为硅氧化或化学粗化表面处理[30]。氧化铝或二氧化硅颗粒覆盖在粘接表面，然后通过硅氧烷层与硅烷形成共价键偶联剂粘接。空气喷砂的一个缺点是会产生带有摩擦颗粒的气溶胶，因此必须使用良好的抽吸装置来防止患者吸入这些颗粒。

### 14.4.3　硅烷偶联剂

空气喷砂后，可以使用特殊的底漆或单体与材料表面发生反应，形成化学结合[31]。最常用的底漆是硅烷偶联剂，主要用于将无机填料颗粒以化学结合的方式粘接到复合树脂的基质材料上。在牙科材料中，通常使用的是3-（甲基丙烯酰氧）丙基三甲氧基硅烷（MPS），它是一个双功能分子。一方面，MPS的甲基丙烯酸酯基团与即刻粘接树脂和复合树脂材料反应结合；另一方面，反应性硅烷醇基团与空气喷砂或酸蚀后的牙体组织基质表面存在的铝或硅形成硅氧烷结合。硅烷偶联剂目前有两种类型：水解或非水解。水解硅烷偶联剂可以直接使用，在使用粘接树脂之前直接作为粘接剂单独应用即可。非水解硅烷偶连剂必须先用酸活化，常用的是酸性单体

［例如10-甲基丙烯酰氧基磷酸二氢酯（10-MDP）］，这种酸性单体一般存在于底漆或粘接剂树脂水门汀内。根据粘接剂体系不同，硅烷偶联剂需要与底漆或粘接剂树脂水门汀混合后使用。体外研究表明，在使用复合树脂材料或全瓷修理时，与那些没有使用硅烷偶联剂的相比，使用硅烷偶联剂可以显著改善修复效果[3]。

### 14.4.4　粘接树脂水门汀处理

对粘接表面进行硅烷化处理，涂布粘接树脂水门汀可提高后续修理用复合树脂材料的表面润湿性。成分不同的基质材料对复合树脂水门汀之间的粘接效果差异很大，因此通常会建议，在修理时使用相同的复合树脂材料[33]。然而，在大多数临床情况下，全科医生不知道失败修复体的材料组成。通过氢氟酸酸蚀、硅烷化处理和应用粘接树脂，复合树脂可以与玻璃基陶瓷获得良好的粘接力。对于直接复合树脂修复体，研究表明使用空气喷砂，结合硅烷偶联剂的粘接树脂水门汀处理可以获得最好的表面处理效果，在修理间接树脂修复体时，同样可以获得类似的结果[34]。

### 14.4.5　临床步骤

洁净的表面对于获得足够的粘接力非常重要，所以首先必须对待粘接的基质表面在处理前用无氟糊剂清洁。随后，针对相应的基质材料类型进行适当的物理化学表面处理。下面对不同的口内修理方案进行介绍，以帮助全科医生选择最佳修理程序[7]。

金属烤瓷固定修复体的崩瓷处理：

（1）使用无氟糊剂或浮石清洁陶瓷和金属表面。

（2）在流水冷却条件下，使用细颗粒金刚砂车针去除需要修理部位的饰瓷表面边缘的釉料，制备出一个小斜面。

（3a）使用椅旁空气喷砂装置对金属表面进行喷砂，随后用大量水彻底冲洗，充分干燥。根据厂家的要求，用5%或9.6%的氢氟酸（HF）酸蚀需要使用复合树脂修理的瓷边缘20~90秒。至少冲洗60秒并干燥。

或者

（3b）如果不希望在口腔内使用氢氟酸（HF），可使用椅旁空气喷砂装置对瓷和金属表面进行处理，用大量的清水反复冲洗，并干燥。

（4）在金属和陶瓷表面都涂布硅烷偶联剂（一层）并轻吹干燥。

（5）如有必要，用不透明树脂遮盖金属表面，然后光固化。

（6）在饰瓷上涂布粘接树脂水门汀，吹干，然后光固化。

（7）分层堆塑复合树脂修复缺损，光固化后精修，抛光。

复合树脂修复体的折裂修理：

（1）使用无氟糊剂或浮石清洁复合树脂材料表面。

（2）在流水冷却下，用细颗粒金刚砂车针将需要修理的修复体边缘粗糙化，并制备出小斜面。

（3a）酸蚀复合树脂材料边缘，根据厂家的要求，用5%或9.6%的氢氟酸（HF）酸蚀拟用复合树脂修理的树脂修复体边缘20～90秒。至少冲洗60秒并干燥。

或者

（3b）使用椅旁空气喷砂装置对复合树脂材料表面进行喷砂，并用大量清水冲洗，然后吹干。

（4）在复合树脂材料表面涂布一层硅烷偶联剂，并轻吹干燥。

（5）在复合树脂材料表面涂上粘接树脂水门汀，吹干，然后光固化。

（6）分层堆塑复合树脂修复缺损，光固化后精修，抛光。

固定义齿中氧化锆崩瓷处理：

（1）使用无氟糊剂或浮石清洁饰瓷和氧化锆表面。

（2）在流水冷却下，使用细颗粒金刚砂车针去除饰瓷表面边缘的釉料，并预备小斜面。

（3a）使用椅旁空气喷砂机对氧化锆表面进行喷砂约20秒，大量清水冲洗，并彻底干燥。根据厂家的要求，用5%或9.6%的氢氟酸（HF）酸蚀需要使用树脂修理的全瓷边缘20～90秒。至少冲洗60秒并干燥。

或者

（3b）使用椅旁空气喷砂机对氧化锆和全瓷表面进行空气喷砂，用大量水冲洗，然后吹干。

（4）在氧化锆和全瓷表面都涂布一层硅烷偶联剂并轻轻吹干。

（5）在氧化锆和饰瓷表面涂布粘接树脂水门汀，吹干，然后光固化。

（6）分层堆塑复合树脂修复缺损，光固化后精修，抛光。

## 14.5 结论

对因机械并发症或应力老化而失败的修复体，当然可以通过修理延长功能性修复体的生存期。这时应选择破坏性最小和成本最低的方法，一些小缺陷边缘的周围，例如轻微变色或崩瓷，可能不会引起功能受损，因此只需要持续观察此类问题即可，不需要修理或更换。

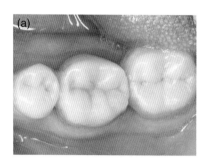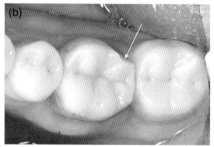

图14.1　（a）在下颌第一和第二磨牙上进行Lava Ultimate间接修复体修复；（b）下颌第一磨牙修复体1年后折裂（箭头所示）。

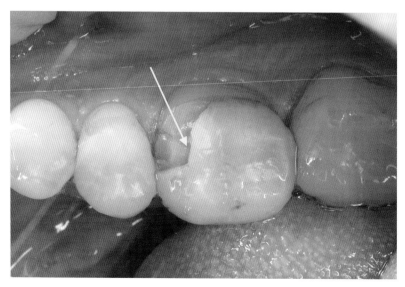

图14.2　上、下牙弓广泛牙齿磨损的患者，后牙修复体出现破裂和磨损的迹象（箭头所示）。

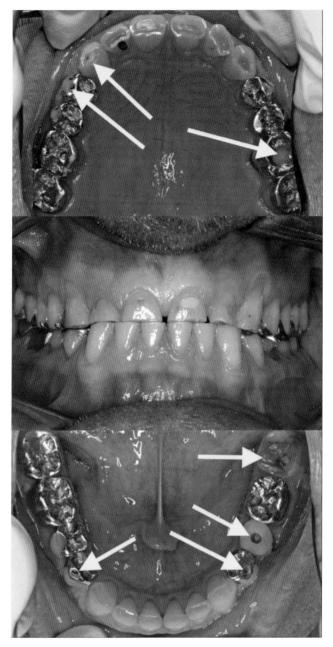

图14.3　3年后直接复合树脂修复体的折裂（箭头所示）。

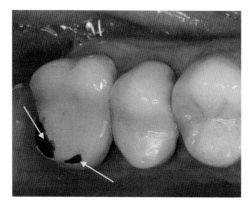
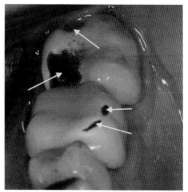
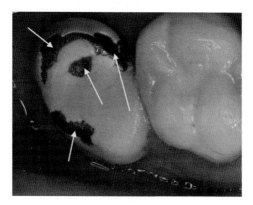

图14.4　金属烤瓷冠崩瓷（箭头所示）。